Barbara Arzmüller

Leuchtende Chakren

Farbmeditationen, Yogaübungen und Mudras

Haben Sie Fragen an Barbara Arzmüller?
Anregungen zum Buch?
Erfahrungen, die Sie mit anderen teilen möchten?

Nutzen Sie unser Internetforum:
www.mankau-verlag.de

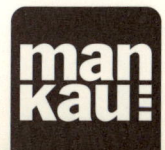

Bibliografische Information der Deutschen Nationalbibliothek
Die Deutsche Nationalbibliothek verzeichnet diese Publikation in der
Deutschen Nationalbibliografie; detaillierte bibliografische Daten sind im
Internet über http://dnb.d-nb.de abrufbar.

Barbara Arzmüller
Leuchtende Chakren
Farbmeditationen, Yogaübungen und Mudras
ISBN 978-3-86374-268-3
1. Auflage April 2016
(Überarbeitete und erweiterte Ausgabe von *Das Licht der Farben und
Chakren – Aufbauende, reinigende und energetisierende Übungen*,
erschienen im Schirner Verlag, Darmstadt 2011)

Mankau Verlag GmbH
Postfach 13 22, D-82413 Murnau a. Staffelsee
Im Netz: www.mankau-verlag.de
Internetforum: www.mankau-verlag.de/forum

Lektorat: Diana Napolitano, Augsburg
Endkorrektorat: Susanne Langer M. A., Traunstein
Umschlag: Andrea Barth, Guter Punkt GmbH & Co. KG, München
Gestaltung Innenteil: Sebastian Herzig, Mankau Verlag GmbH
Illustrationen: Oliver Teschner Grafik & Illustration, Augsburg (86, 87, 88,
107, 108, 129, 130, 151, 152, 171, 172, 191, 207, 208); Colourbox.de (51, 72/73,
92/93, 112/113, 134/135, 156/157, 176/177, 196/197); Grafikstudio Heike
Brückner, Regensburg (62-65)
Energ. Beratung: Gerhard Albustin, Raum & Form, Winhöring

Druck: Druckerei C. H. Beck, Nördlingen

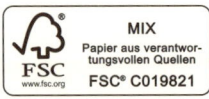

Für Birgit Jansen,
meine Schwester,
mit der mich eine tiefe Freundschaft verbindet.

Inhalt

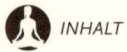

Vorwort

Liebe Leserin, lieber Leser,

es ist mir eine Freude und eine Ehre, dass dieses Buch den Weg zu Ihnen gefunden hat. Das Buch liegt mir am Herzen. Daher bin ich sehr glücklich, dass es nun im Mankau Verlag eine neue Heimat gefunden hat und zudem mit Yogaübungen erweitert werden konnte.

Das kam so: Gerne verwende ich bei meinen Meditationskursen und Seminaren die Chakra- und Farbmeditationen aus diesem Buch. Das macht auch meine Schwester Birgit Jansen bei ihren Kursen. Sie aber ist Yogalehrerin und verknüpft die Meditationen mit Yogaübungen. Das fand schon immer großen Anklang. Dasselbe habe ich auch von anderen Yogalehrern erfahren.

Nachdem die Lehren von Yoga und Chakren sowieso untrennbar miteinander verbunden sind, war sofort die Idee geboren, Yogaübungen mit ins Buch aufzunehmen. Ich selbst praktiziere ebenfalls seit vielen Jahren Yoga und komme daher auch immer wieder mit der großartigen Wirkung von Yogastellungen auf die Chakren in Berührung.

Dann gab es noch einen weiteren schönen „Zufall". Vor vielen Jahren war ich in China, um mein Feng-Shui-Wissen vor Ort zu erweitern. Dabei ist mir ein Tempel mit einer Reihe von Buddha-Statuen aufgefallen. Alle waren sie in derselben Meditationshaltung abgebildet, ihre Hände und Finger jedoch formten sie zu unterschiedlichen Gesten – den Mudras. Bei der Ergänzung der Chakratexte mit Yoga-Übungen kamen mir diese Statuen wieder in den Sinn. Die Übereinstimmung der Wirkung von Yogastellungen, von Mudras

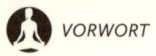

und den Chakren ist verblüffend. Für mich war klar: Mudras mussten auch mit ins Buch. Und selbstverständlich ist auch mein astrologisches Wissen mit eingeflossen. Mit Freude stelle ich immer wieder fest, wie wunderbar sich die alten Wissensgebiete ergänzen.

Auch wenn es sich bei den Yogastellungen und den Mudras nur um kleine Ausschnitte aus einem jeweils eigenen riesigen Wissensgebiet handelt, so reicht doch manchmal eine einzige Übung, von der man sich angesprochen fühlt, um einen wichtigen Anstoß für etwas Neues im Leben zu geben. Glück bringende Veränderungen und alles Gute wünsche ich Ihnen von Herzen.

Ihre Barbara Arzmüller
Siebengadern, März 2016

Einführung

»Chakren? Farben? Soll ich mich damit wirklich beschäftigen? Viel lieber würde ich einen Partner finden, meine finanziellen Schwierigkeiten auf die Reihe kriegen, gesund werden, meine ständigen Ängste ablegen und endlich Erfolg haben ...«

So oder so ähnlich werden manche unter Ihnen vielleicht denken. Aber nur solange Sie sich noch nicht mit Chakren und Farben beschäftigt haben. Danach nämlich wissen Sie, dass sich durch den Aufbau der Chakren und den bewussten Einsatz der Farben vieles im Leben exakt so fügt, wie Sie es wollen und brauchen. Ihre Ausstrahlung verändert sich, und genau dadurch ziehen Sie die Menschen und Situationen an, die Ihnen guttun. So können Sie schließlich doch Ihren Partner finden, Ihre Finanzen in Ordnung bringen, gesund und mutig werden und zudem erfolgreich sein ...

Farben gehören zum Leben! Das Leben ist eben nicht schwarz-weiß, es ist bunt. Auch wenn wir dies zeitweise vergessen und das Leben im Alltagsgrau unterzugehen scheint. Farben sind da. Sie sind zu unserer Freude da. Sie wecken Gefühle in uns. Und es ist so einfach, sie bewusst zu nutzen.

Mich haben Farben, schon als ich ein Kind war, angezogen, als wären sie ein Magnet. Ich liebte es, bunte Bilder zu malen. Vielleicht erging es Ihnen ja genauso. Die meisten Kinder haben zu den wirklich wichtigen Themen im Leben einen unverkrampften Zugang.

Als Innenarchitektin habe ich mich später auch beruflich mit der Wirkung der Farben beschäftigt. Es ist spannend, auszuprobieren, wie ein Raum sich verändert, wenn der Boden rostrot oder hellgrau ist oder die Wände strahlend weiß, champagnerfarben oder dunkelgrün gestrichen sind.

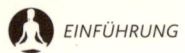

Spüren Sie, wie sich Ihr Empfinden verändert, je nachdem, auf welchem Untergrund Sie stehen? Nehmen Sie wahr, wie die Farben in Ihrer Umgebung auf Ihr Gemüt wirken?

Und die Chakren? Nun ja, die Chakren sind die Energiezentren des Körpers und werden von Aurasichtigen in herrlichen Farben wahrgenommen. Die Verbindung von Chakren und Farben ist somit untrennbar. Wir Menschen sind im Grunde ganz schön bunte Wesen!

Lernen Sie Ihre Chakren kennen, spüren Sie ihre Kraft! Das Aufbauen der Chakren fühlt sich gut an, wie eine Kur. Dabei handelt es sich um ein Wellnessprogramm für Aura, Körper und Seele – aber tatsächlich eines, das nicht mit neuen Pflichten und Aufgaben verbunden ist, sondern das Freude ins Leben bringt und das Herz beschwingt. Es wird Ihnen gefallen.

Die Stärkung der Aura mithilfe von Farben und Chakren hat übrigens ziemlich praktische Auswirkungen: Es hilft dabei, das eigene Gespür zu schulen. Das können wir doch alle sehr gut gebrauchen. Denken Sie nur an die Überfülle des Warenangebotes in den Supermärkten – zehn Sorten Joghurt, zwanzig Sorten Duschgel, unendlich viele Schokoladenmarken. Und jedes Produkt ist mit lockenden Versprechungen versehen. Wie soll sich da eine vernünftige Entscheidung treffen lassen?

Wie gehen Sie vor? Nehmen Sie das bekannteste Produkt, also das mit dem größten Werbeetat? Das billigste? Oder das dritte von links? Haben Sie immer das flaue Gefühl im Magen, sowieso von den ausgefuchstesten Marketingpropheten übers Ohr gehauen zu werden? Oder versuchen Sie, die Inhaltsstoffe zu entziffern, wohl wissend, dass sich in Kürze herausstellen könnte, dass die eben noch angepriesenen, klein gedruckten Zusätze nun doch unerwünschte Nebenwirkungen haben?

Wir werden in allen Lebensbereichen überschwemmt mit Marken, Produkten, Ideologien – alles versucht man, uns zu verkaufen. Wem soll man glauben? Wer hat recht?

Aus diesem Dschungel hilft nur ein einziger Weg: Schulen Sie Ihr eigenes Gespür. Schaffen Sie in sich Klarheit. Ihr Unterbewusstsein weiß sehr genau, was Sie brauchen. Jeder Mensch hat eine innere Stimme, einen weisen inneren Ratgeber. Das Einzige, was wir wieder lernen müssen, ist, darauf zu hören. Und das ist gar nicht so schwer. Die meisten von uns sind nur aus der Übung gekommen. Sie brauchen sich also nur an ein Urwissen zu erinnern, das tief in Ihnen verankert ist. Beim Lesen dieses Buches wird Ihnen so manches klar werden. In Zukunft werden Sie viele Vorkommnisse mit anderen Augen sehen und mit wachem Bewusstsein durch die Welt gehen.

Innere Unabhängigkeit, die Fähigkeit, klare Entscheidungen zu treffen, und ein exzellentes Gespür – das alles schenkt Ihnen ein funktionierendes Chakrensystem. Mit einer strahlenden Aura und leuchtenden Chakren sind Sie geerdet und haben die so wichtige Anbindung nach oben zur himmlischen Welt. Zudem wird ein lebendiger Austausch mit Ihrer Umwelt gefördert, und Sie können dennoch bei sich bleiben, also in sich ruhen. Die Beschäftigung mit Farben und Chakren macht glücklich. Das ist doch eine ganze Menge, nicht wahr?

GENBOGEN BUNT KINDER GROS
MEER GRUN LICHT LUSTIG ORANG
STSEIN TÜRKIS LEBEN RESPEKT W
ELUNDERDE LICHTVOLL MONDL
FREUDE FARBENPRACHTIG AUS
ASS STRAHLKRAFT SCHOPFUNGS
NHEIT SONNENLICHT ERFÜLLT W
K REGENBOGEN BUNT KINDER GR
WALD MEER GRUN LICHT LUSTIG
OLETT BEWUSSTSEIN TÜRKIS LEE
GIE LEUCHTEN HIMMELUNDERDI
PIEL HEILEN SCHWUNG FREUDE
BOGENFARBEN SPASS STRAHLKF
RACHTVOLL SCHÖNHEIT SONNE
HLEN BEGEISTERUNG GLÜCK REG
UNG BLAU REIFE HIMMEL GELB WA
NDHEIT REICH FREIHEIT VIOLETT
VAHRNEHMEN FARBE ENERGIE LI
LMONDLICHT VERGNÜGEN FAR
UDE FARBENPRACHTIG AUSGEW
KRAFT SCHOPFUNG SELBSTBEW
SONNENLICHT ERFÜLLT WOHLE
K REGENBOGEN BUNT KINDER GR
B WALD MEER GRUN LICHT LUSTIG
HEIT VIOLETT BEWUSSTSEIN TÜR
RBE ENERGIE LEUCHTEN HIMMEL
GNÜGEN FARBENSPIEL HEILEN
ARBENPRACHTIG AUSGEWOGEN
N SPASS STRAHLKRAFT SCHOPF
NHEIT SONNENLICHT ERFÜLLT W
K REGENBOGEN BUNT KINDER GR
WALD MEER GRUN LICHT LUSTIG

HEILUNG BLAU REIFE
REICH FREIHEIT VIC
FARBE ENERGIE LEUC
VERGNÜGEN FARBENSPIEL HE
EWOGEN TRÄUME REGENBOGEN
LBSTBEWUSSTSEIN PRACHTVOL
FÜHLEN BEGEISTER
SSE ROT HEILUNG BLAU REIFE HIM
RANGE GESUNDHEIT REICH FREI
RESPEKT WAHRNEHMEN FARBE
ICHTVOLL MONDLICHT VERGNÜ
RBENPRACHTIG AUSGEWOGEN
FT SCHÖPFUNG SELBSTBEWUSST
ERFÜLLT WOHLBEFINDEN
BOGEN BUNT KINDER GRÖSSE RO
MEER GRÜN LICHT LUSTIG ORAN
WUSST SEIN TÜRKIS LEBEN RESP
CHTEN HIMMELUNDERD

DIE

HEILEN SCHWUN

GEN TRÄUME REGENBOGENFARB

STSEIN PRACHTVOL

WELT

FINDEN FÜHLEN BEGI

SSE ROT HEILUNG BLAU REIFE HIM

RANGE GESUNDHEIT RE

DER

LEBEN RESPEKT WAHR

NDER LICHTVOLL MONDLICH

WUNG FREUDE

TRÄUME REGENB

FARBEN

SELBSTBEWUSSTSEIN PRACHT

HLBEFINDEN FÜHLEN BEGEISTER

SSE ROT HEILUNG BLAU REIFE HIM

RANGE GESUNDHEIT REICH FREI

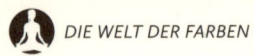

Einführung in die Welt der Farben

> »Die Stadt ist von unendlichen Wiesen umgeben, auf denen unzählige Butterblumen blühen – ein Meer von Gelb. Im Vordergrund werden diese Wiesen durch einen Graben voller violetter Iris getrennt.«
>
> Vincent van Gogh

Kinder lieben Farben! Sie würden nicht auf die Idee kommen, sich ausschließlich in Schwarz und Weiß zu kleiden oder eine Umgebung in grauen und beigen Farbtönen zu gestalten. Und Kinder lieben den Regenbogen, dieses wundervolle Naturschauspiel am Himmel, das die Menschen schon immer als ein besonderes Zeichen angesehen haben. Was wir als Erwachsene davon lernen können? Ganz klar: Wir sollten offen bleiben für die Schönheit des Lebens, und Farben sind wichtig. Irgendwie wissen wir das und bemühen uns mehr oder weniger darum, Farbe in unser Leben zu bringen. Doch das Bemühen bleibt oftmals in den Ansätzen stecken – schließlich haben wir ja Verpflichtungen. Wir müssen bei der Arbeit gut angezogen sein, und da eignen sich eben Schwarz, Weiß und Grau am besten, von modischen Akzenten mal abgesehen. Etwas farbenfroher ist unser Outfit im Sommer, doch in der Winterzeit dominiert eindeutig die Dunkelheit – in der Kleidung genauso wie im Tageslicht, und bei manchen sogar in der Seelenstimmung.

Ferner hält sich das Gerücht, an Farben würde man sich sattsehen, daher sollte man für seine Wände und seine Einrichtung besser gedeckte und unauffällige Farbtöne wählen. Schade eigentlich, denn wer die Bedeutungen und Wirkungen der Farben erst einmal von Grund auf kennengelernt hat, wird nicht zögern, sie viel stärker in sein Leben einzubinden.

Trotzdem wird sein Zuhause dann nicht aussehen wie ein knallbunter Kindergarten, und er selbst wird nicht wie ein Clown auf die Straße gehen müssen. Farbe zu tragen, sich von ihr umgeben zu lassen, das geht auch eleganter. Schnuppern Sie rein, probieren Sie es aus, es wird Ihnen viel Spaß machen.

Freude im Leben kann man schließlich nicht genug haben, nicht wahr? Anlässe dafür, sich niederdrücken zu lassen, gibt es zuhauf. Das können körperliche Unpässlichkeiten sein, Stress im Beruf, Ärger innerhalb der Familie, genauso aber auch Ängste, die durch schlechte Nachrichten in den Medien geschürt werden. Dagegen mit einem bunten T-Shirt zu Felde zu ziehen, wird sicher nicht genügen. Farben können Probleme nicht direkt lösen. Aber sie können unsere Stimmung verändern, wenn wir sie bewusst einsetzen. Farben können uns bei unserem Wunsch helfen, mutiger zu sein. Sie können sogar unser Vorhaben, friedfertig aufzutreten, verstärken. Außerdem können sie unser Selbst stabilisieren und uns darin unterstützen, uns abzugrenzen oder uns zu öffnen – je nach Farbe und Absicht eben.

Mit einer anderen Einstellung sowie der unterstützenden Farbe ändern sich unsere Gefühle und unsere Aura. Damit ist die Chance da, unsere ganze Situation zu verändern. Zumindest die, die unser eigenes Leben betrifft. Die globale Lage können wir vielleicht nicht ändern, doch wenn jeder sein eigenes Leben reicher und friedvoller gestaltet, dann wird letztlich die ganze Welt davon profitieren. Das ist es, was jeder Einzelne von uns leisten kann. Wir brauchen nicht in Angst und Sorge zu versinken, sondern können gelassen und vertrauensvoll der Zukunft entgegensehen.

Lassen Sie den inneren Kommentator in Ihrem Kopf, diese Stimme, die sich so gerne einmischt und sagt: »Kann doch wohl nicht sein, dass das so einfach ist«, jetzt nicht die Ober-

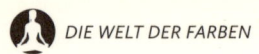

hand gewinnen. Gehen Sie frisch und voller Lust wie ein Kind auf das Thema Farbe zu. Es kostet weder Geld noch Aufwand. Nur einen Ruck müssen Sie sich geben, und dann lassen Sie sich von der Wirkung überraschen. Tauchen Sie ein in die Welt der Farben!

Ein inspirierendes Zeichen voller Licht und Farbe schenkt uns die Natur mit dem Regenbogen. Freuen Sie sich auch immer und halten staunend einen Augenblick inne, wenn Sie diese faszinierende Erscheinung am Himmel sehen? Es ist so herrlich anzuschauen, wie das Sonnenlicht aus den durchsichtigen Wassertropfen ein farbenprächtiges Wunder zaubert.

In der griechischen und in der chinesischen Mythologie verbindet der Regenbogen die Welt der Götter mit der Welt der Menschen. Auch die germanische Mythologie beschreibt ihn als Brücke, die die Welt der Menschen mit dem Reich der Götter verbindet. In der Bibel, genauer in der Erzählung von Noah und seiner Arche (1. Mose 9, 12–17), steht der Regenbogen als Symbol für den Friedensbund zwischen Gott und den Menschen. Die spirituelle Botschaft, die dieser strahlende, bunte Lichtbogen vermittelt, zieht sich auch heute noch durch viele Kulturen. Stets hat der Regenbogen eine positive Bedeutung. An den Enden des Regenbogens, so sagt der Volksmund, steht ein Schüsselchen mit Gold. Mit diesem »Gold« sind Fülle und Freude gleichermaßen gemeint, da bin ich mir sicher. Entdecken Sie den Reichtum der Farben, entdecken Sie den Regenbogen in sich!

Die Farben des Regenbogens

>*»Die Arbeit läuft dir nicht davon, wenn du deinem Kind den Regenbogen zeigst. Aber der Regenbogen wartet nicht, bis du mit der Arbeit fertig bist.«*
>**Chinesisches Sprichwort**

Lassen Sie ein Bild in sich aufsteigen, das wunderbare Bild eines Regenbogens. Der Himmel hängt noch voller Wolken, Sie spüren noch die letzten Regentropfen auf der Haut, die Erde hat sich am Wasser satt getrunken, als die Sonne durch die Wolken blitzt – ein Regenbogen bildet sich. Wer genau hinfühlt, kann ein Vibrieren spüren, das die Luft durchdringt. Nun schauen Sie sich den schönen Bogen an, wandern Sie mit den Augen langsam von dem intensiven Rot an der Oberseite über das Orange, das Gelb, das Grün, das Türkis und das Blau zu dem tiefen Violett an der Innenseite. Nehmen Sie wahr, dass der Himmel unterhalb des Bogens heller und leuchtender ist als oberhalb. Machen Sie sich dann mit der Grundbedeutung der einzelnen Farben des Regenbogens vertraut:

Rot, die äußerste Farbe des Regenbogens, hat die größte Wellenlänge und die niedrigste Frequenz von allen Farben. Es ist eine sehr warme Farbe, die vor allem unseren Körper anregt. Rot steht für Mut, Stärke und Lebenskraft, es wirkt auf die Sexualität, bringt Schwung in unser Leben und fördert das Selbstbewusstsein.

Orange ist ebenfalls eine warme Farbe, sie ist leichter und fröhlicher als Rot. Alle Abstufungen sind möglich, von dem sanften Orange einer Aprikose über das weiche Orange ei-

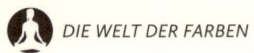

ner Pomelo bis zu den leuchtenden Farbtönen von Kürbissen, Orangen und Mandarinen. Die Farbe Orange stärkt das Selbstwertgefühl und das Vertrauen ins Leben, sie verbreitet Wärme und macht Lust auf Aktivitäten. Sie lässt auch Freude an Überfluss und Reichtum verspüren und fördert die Großzügigkeit. Orange steht für Offenheit, Zuversicht, Schöpferkraft, Geselligkeit und Gemeinschaftssinn.

Gelb wirkt am hellsten und strahlendsten unter den wahrnehmbaren Farben eines Regenbogens. Es regt den Intellekt und die Kommunikation an. Darüber hinaus lässt es sich mit Organisation, Vernunft, geistiger Freiheit, Konzentration und Klarheit in Verbindung bringen. Die heitere Farbe Gelb erzeugt Wohlbefinden, hebt die Stimmung und fördert positive Gefühle.

Grün, die mittlere Farbe des Regenbogens, verbindet die warmen und die kühlen Töne des Farbspektrums – es ist ja auch tatsächlich eine Mischung aus Gelb und Blau. Grün sorgt für Harmonie und Ausgeglichenheit. Es fördert inneren Frieden, Hoffnung und Toleranz, und schenkt uns Wachstum und Heilung. Grün erinnert uns außerdem an die Kräfte der Natur und deren fortwährende Erneuerung. Es reichert uns mit Energie an, verleiht aber auch Beständigkeit.

Türkis wirkt sanft und friedlich. Es gibt Vertrauen und vertreibt alle Ängste. Mit dieser Farbe fühlt man sich sowohl leicht als auch gut aufgehoben. Türkis fördert eine klare und verständliche Ausdrucksfähigkeit. Die Verbindungen zu anderen Menschen nehmen einen freundlichen Verlauf. Türkis schenkt inneren und äußeren Frieden.

Blau regt zur Suche nach Wahrheit und Idealen an. Es fördert den Glauben und die Inspiration, ferner auch Eigenschaften wie Geduld, Ausdauer und Gelassenheit. Selbst überaktive Menschen können sich in einem in Blau gehaltenen Zimmer wunderbar entspannen.

Violett ist die innerste Farbe in einem Regenbogen. Sie hat die kürzeste Wellenlänge und somit die höchste Frequenz. Violett ist eine äußerst spirituelle Farbe. Sie wird mit „Mysterium" und „Geheimnis" in Verbindung gebracht. Violett hat etwas Heiliges, Magisches an sich und führt sehr tief in unser Innenleben. Violett bildet den Übergang von der körperlichen in die überirdische Welt.

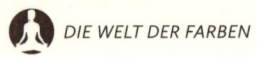

Wie oben, so unten – wie innen, so außen

> »Die Seele ernährt sich von dem, worüber sie sich freut.«
> **Augustinus**

Ist es nicht erstaunlich, wie sehr die einzelnen Bereiche auf der Erde zusammenhängen? Da meint man, rein wissenschaftlich betrachtet, es gäbe die Welt der Farben und getrennt davon die Welt der Empfindungen – dabei hängen diese Bereiche durchaus zusammen. Nicht nur diese beiden Welten sind verbunden, auch das Reich der Pflanzen, der Tiere, der Mineralien und viele weitere solcher Welten weisen Querverbindungen auf. Diese Bezüge und Beziehungen von einer Ebene zur anderen lassen sich überall auffinden.

Vielleicht sind Ihnen solche Gedankengänge längst vertraut. Dann haben Sie sicherlich schon herausgefunden, dass all das, was in Ihnen vorgeht, was Sie außen wahrnehmen und was mit Ihnen geschieht, keine Zufallsprodukte sind. Die äußeren Vorgänge spiegeln Ihnen Ihren inneren Zustand wider.

Wenn Ihnen die Verbindungen zwischen den unterschiedlichen Ebenen noch fremd sind, spielen Sie in Ihren Gedanken ein wenig damit. Suchen Sie in Ihrem Leben nach Entsprechungen verschiedener Bereiche, suchen Sie in Ihrer Umgebung danach! Die Beschäftigung damit wird Ihnen viele Zusammenhänge erhellen. Sie werden die Essenz der Ereignisse verstehen und bewusst damit umgehen können.

Hierzu ein einfaches Beispiel:
Verbinden wir die Ebene des Pflanzenreiches mit der des Tierreiches, dann ist ein Kaktus von seiner aggressiven Wirkung her einem Wolf ähnlicher als einer Taube. Stimmen Sie mir zu? Ein Apfelbaum dagegen hat, von der Energie her, mehr

mit der Taube zu tun als mit einem Wolf. Auch richtig, nicht wahr? Der Apfelbaum und die Taube wirken sanft, der Kaktus und der Wolf dagegen angriffslustig.

Wir fügen nun die Welt der Geschmäcke und Gerüche hinzu: Den Geschmack von Chili würden wir eher dem gefährlichen Wolf zuordnen, genauso wie den beißenden Geruch eines Lagerfeuers. Zur freundlichen Ausstrahlung von Taube und Apfelbaum passen hingegen eher der süße Geschmack von Vanille sowie der blumige Duft frischer Rosen.

Gehen wir noch einen Schritt weiter, hin zu den Ebenen der Farben und Formen, und betrachten die Gegensätze Rot und Grün bzw. spitz und rund. Die Farbe Rot und eine spitze Form passen vielmehr zum Wolf, zum Kaktus und zum Chili. Die Farbe Grün und eine runde Form ordnen wir indessen wohl eher dem Apfelbaum, der Taube, der Vanille und dem Blumenduft zu. Weben Sie dieses Netz selbst ein wenig weiter – welche Edelsteine passen zu den beiden Extremen, welche Materialien, welche Stilrichtungen? Finden Sie weitere Entsprechungen. Die Liste lässt sich durch alle Daseinsebenen hindurch fortführen.

In der Astrologie wurde das System auf den Punkt gebracht. Die Planeten gelten hier als Träger für die unterschiedlichen Energien. So ist die aggressive, antreibende Kraft dem Planeten Mars zugeordnet; die sanfte, genießerische Energie zählt zur Venus. Dem Mars wird die Farbe Rot zugewiesen, der Venus die Farbe Grün. Jede Farbe, genau wie jeder Planet, verkörpert eine bestimmte Qualität.

Zusammengefasst klingen unsere Erkenntnisse so:
→ Rot = aktiv = feurig = Wolf = Kaktus = scharf = spitz = Mars
→ Grün = passiv = sanft = Taube = Apfelbaum = blumig = rund = Venus

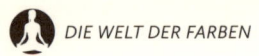

Mit den übrigen Farben, Tieren, Pflanzen, Formen, Planeten lassen sich weitere Entsprechungen und Zuordnungen finden. Eine Wertung ist damit selbstverständlich nicht verbunden. Das eine ist nicht schlechter oder wertvoller als das andere, es ist nicht unnützer oder wichtiger, es ist schlicht und ergreifend nur anders.

Das Vorhandensein der unterschiedlichen Energien macht das Leben reich. Wir sollten daher aufhören, eine Energieform, die wir als störend empfinden, zu verurteilen und zu bekämpfen. Besser wäre es, sie zu integrieren, denn für alles gibt es einen Platz, auch für die Energien. Viele Menschen neigen dazu, das Leben eines anderen nachzuleben oder mitzuleben. Sie wollen es anderen recht machen, anstatt sich um die eigenen Aufgaben und Talente zu kümmern und so ihren Platz im Leben auszufüllen. Nur wer seinen Platz gefunden hat, kann seine gesamten guten Eigenschaften entfalten.

Es ist zutiefst menschlich, dass uns Fehler bei anderen viel schneller auffallen als bei uns selbst. Spontan kann vermutlich ein jeder von uns eine Reihe von Leuten aufzählen, die ihre Energien nicht richtig leben. Doch jeder Mensch hat seinen eigenen Rhythmus und seine eigenen Lernaufgaben. Das Einzige und Beste, was wir tun können, ist, uns selbst aufzubauen, für uns selbst den richtigen Platz zu finden und bei uns selbst Ordnung zu schaffen. Die Ruhe und die Gelassenheit, die wir dann ausstrahlen, bringen mehr Heilung in unser Umfeld, als wenn wir im eigenen Schlamassel sitzen bleiben, uns auf die Fehler anderer konzentrieren und unsere Mitmenschen zu Veränderungen überreden wollen. Das kann einfach nicht funktionieren!

Gute Wege, um in seine eigene Ordnung zu finden, gibt es eine ganze Reihe. Manchmal ist es auch sinnvoll, die Methoden zu kombinieren. Wenn man ein Thema von verschie-

denen Seiten her zu lösen versucht, lassen sich oft die bes-
ten Ergebnisse erzielen. Doch ob Sie es nun nur mit Farben
versuchen oder sich gleichzeitig mit Astrologie, Feng Shui,
Familienstellen, Auralesen und Ähnlichem beschäftigen, die
Arbeit mit den Farben ist etwas besonders Schönes und wird
Ihnen ganz bestimmt große Freude bereiten.

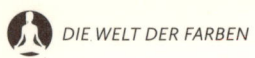

Farben in unserem Leben

>*»Auf die Dauer der Zeit nimmt die Seele die Farbe*
>*der Gedanken an.«*   Marc Aurel

Der blaue Himmel, das türkise Meer, die weißen Wolken, die grünen Wälder und Wiesen, die braunen Felder, der gelbe Sand, die grauen und schwarzen Steine und Felsen, die bunten Blumen, der leuchtend rote Sonnenuntergang – unsere wunderbare Natur schenkt uns viele dieser großartigen Farbenspiele.

Farben üben stets einen mächtigen Einfluss auf uns aus – ob wir uns dessen bewusst sind oder nicht. Ständig sind wir der Wirkung von Farben ausgesetzt, und das nicht nur in der Natur. Auch in unserer selbst geschaffenen Umgebung, unserem Zuhause, hat jeder Gegenstand seine bestimmte Farbe – Wände, Möbel, Vorhänge, Bettwäsche, Kleidung und auch Lebensmittel.

Sogar in unserer Wortwahl spielen Farben eine große Rolle: Jemand „sieht rot", „ist gelb vor Neid", „ärgert sich schwarz", „sieht alles durch eine rosarote Brille", fühlt sich wie eine „graue Maus" oder „macht blau" – all diese Ausdrücke zeigen, wie sehr wir die Wirkung der Farben verinnerlicht haben. Manche Menschen halten auch ihr Leben für grau, andere dagegen sagen, ihr Leben sei bunt. Es wird schon deutlich, wer das reichere, schönere, erfülltere Leben hat, nicht wahr?

Das Thema Farbe ist nicht nur etwas für Maler oder für Kinder, sondern für jeden. Wir nehmen Farben in erster Linie mit den Augen auf, unserem wichtigsten Sinnesorgan. Selbst mit geschlossenen Augen lässt sich ihre jeweilige Energie wahrnehmen. Manche blinde Menschen können sogar unterschiedliche Frequenzen erspüren, sie wissen also um die Kraft von Farben. Die Essenz der Farben lässt sich tatsächlich mit allen Sinnen auffangen. Wenn Sie vollkommen in eine von ihnen eintauchen wollen, ist es sogar unerlässlich, mit allen fünf Sinnen zu arbeiten. Denn eine Farbe, so viel sollte uns bewusst sein, ist ja auch nur der Ausdruck einer ganz bestimmten Energie.

Farben können uns beleben, inspirieren, freier atmen lassen, anspornen, sogar heilen. Unser Unterbewusstsein reagiert sehr stark auf Farben. Es ist daher naheliegend, ja sogar wichtig, dass wir uns ihre Wirkung zunutze machen, diese bewusst einsetzen oder vermeiden. Eine Lieblingsfarbe kann somit immer wieder einmal wechseln, je nachdem, welches Ergebnis wir anstreben und welchem Lebensbereich wir gerade den Vorzug geben.

Es gibt, wie bei allem auf der Welt, keine Einteilung in gute und schlechte Farben. Falsch eingesetzt, können Farben uns jedoch in unserem Wohlgefühl behindern und damit Schaden verursachen. Wenden wir sie gezielt an, können sie uns enorm weiterhelfen. Wenn eine Farbe in Ihrer Umgebung überhaupt nicht auftritt, fragen Sie sich doch einmal, was mit dem Themenbereich los ist, den diese Farbe verkörpert. Haben Sie hier etwas vergessen oder verdrängt? Seit wann geschieht das schon?

Für jede Farbe gilt: Ein Zuviel ist meist unerträglich, denn die Qualität dieser einzelnen Farbe nimmt dann überhand. Eine einzelne Farbe für einen Raum auszuwählen, ihn durchgehend in einem Farbton zu gestalten, ist nur dann sinnvoll, wenn dieser Raum einem einzigen Zweck dient, oder wenn man sich eine Art Therapie gönnen will, weil man in seinem Leben eine besondere Qualität völlig vermisst. Ähnlich ist es mit Farben, die man eine Weile bewusst aus seinem Leben ausschließt. Sie kommen dann weder in der Garderobe noch in der Raumgestaltung vor.

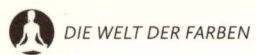

Wenn Sie eine für Sie ungewohnte Farbe erst einmal ausprobieren wollen, ist es sicherlich am sinnvollsten, hierfür leicht auswechselbare Dekorationen oder Textilien auszuwählen. Sie können zum Beispiel Bettwäsche, Tischdecken, Vorhänge oder Kissen einfärben, oder Sie besorgen sich Bilder, Vasen und Blumenübertöpfe in einer neuen Farbe, bevor Sie alle Wände streichen oder den Boden erneuern.

Ähnliches gilt, wenn Sie an sich selbst eine neue Farbe ausprobieren wollen. Die Schwingung einer Farbe entfaltet sich bereits, wenn Sie ein entsprechend farbiges T-Shirt anziehen, weil dieses direkt am Körper getragen wird. Daher kann das Tagesoutfit von der neuen Farbe sogar unberührt bleiben, denn Sie können sich auch nachts in ihr kleiden. Die Ausrede, Sie könnten keine Farben tragen, weil Ihr Job einen grauen Anzug verlangt, hat aus diesem Grund keine Gültigkeit mehr. Wenn Sie erst einmal angefangen haben, sich näher mit Farben zu beschäftigen und sie in Ihr Leben zu integrieren, werden Sie solche Ausreden nicht mehr lange nutzen – denn Sie werden die Farben lieben, genauso wie den Regenbogen.

Schwarz – die Farbe der Mystik

> »*... dass wilde Nationen, ungebildete Menschen, Kinder eine große Vorliebe für lebhafte Farben empfinden, ... dass gebildete Menschen in Kleidung und sonstiger Umgebung die lebhaften Farben vermeiden und sie durchgängig von sich zu entfernen suchen.*« Johann Wolfgang von Goethe

Ein Regenbogen enthält weder Weiß noch Schwarz. Verbindet man alle bunten Lichtwellen, die er beinhaltet, entsteht daraus allerdings weißes Licht. Schwarz ist die Abwesenheit von Licht, das Fehlen von Licht, es ist das genaue Gegenteil von ihm. Mischt man jedoch die Farben auf materieller Basis, entsteht Schwarz – so gesehen ist auch Schwarz eine Farbe.

In der Mode ist Schwarz ein Dauerbrenner. Es gilt als edel und elegant, Buntes dagegen häufig als grell und laut. Mit schwarzer Kleidung ist man immer gut angezogen, auch in der Zusammenstellung mit anderen Farben kann man nichts falsch machen. Mit Schwarz ist man stets auf der sicheren Seite – das ist praktisch. Darüber hinaus verschmutzt es auch nicht allzu leicht.

Ein dunkel gestaltetes Zimmer kann im Auf und Ab des Lebens Zuflucht bieten. Indem wir schwarze Akzente im Raum setzen, sorgen wir optisch für Ordnung, wir konstruieren Strukturiertheit und Klarheit. Ein Bild zum Beispiel gewinnt durch einen schwarzen Rahmen an Tiefe.

Fröhlich macht Schwarz jedoch definitiv nicht, sanft und lieb wirkt es nie. Babys und kleine Kinder hüllt man instinktiv nicht in Schwarz, und sie würden selbst wohl auch nicht zu dieser Farbe greifen. Auch dort, wo Schwarz in der Natur vorkommt, bei den Lavafeldern von vulkanisch geprägten Gegenden etwa, wirkt es auf uns ernst und streng. In solch einer Landschaft ist nichts Liebliches zu finden.

Dennoch hat Schwarz eine starke Anziehungskraft auf viele von uns. Wir brauchen Schwarz! Schauen wir uns seine Wirkung also genauer an: Wie Schwarz alle Farben auf materieller Basis in sich vereint, so zieht es auch unsere gesamte Energie zusammen, wenn wir uns mit ihm umgeben. Es unterstützt uns dabei, abzuschalten, und hilft uns auch dabei, uns zu konzentrieren. Schwarz ist die Basis, die feste Grundlage, auf der wir stehen können. Es vertreibt Illusionen.

In der Astrologie ist der Planet Saturn mit der Farbe Schwarz verbunden – und zudem mit all den folgenden The-

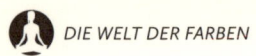

men: Reife, Alter, Ehrgeiz, Verantwortung, Ernsthaftigkeit, Macht, Würde, Respekt, Konzentration und Begrenzung. Der Saturn kann Geradlinigkeit, Ehrlichkeit, Halt und Stabilität verstärken. All diese wertvollen Eigenschaften schwingen mit, wenn wir Schwarz tragen oder uns mit dunklen Farben umgeben.

Betrachten wir jedoch Redewendungen und Volksweisheiten, die mit Schwarz verbunden sind, ahnen wir nichts Gutes: „schwarzsehen", einen „schwarzen Tag haben", sich „schwarzärgern", jemanden „anschwärzen", „den Weg einer schwarzen Katze kreuzen". Hieraus lässt sich sehr deutlich die Tendenz erkennen, dass die Farbe Schwarz im übertragenen Sinn für Pech, Unglück und Missgeschicke steht. Dieser Zusammenhang wird in der Astrologie noch wesentlich deutlicher, denn der Saturn, der Planet, der mit der Farbe Schwarz verbunden wird, galt bei den alten Astrologen als Unglücksplanet – trotz seiner vielen positiven Kräfte. Er steht in diesem Zusammenhang für das Schicksal selbst; kompromisslos und hart konfrontiert er uns mit Herausforderungen, mit dem Karma, mit schwierigen Lebensaufgaben. So verweist der Saturn auch auf Einsamkeit, Leid, Angst, Abschied, Trauer und bittere Erfahrungen. Diese Aspekte trägt auch seine Farbe, das Schwarz, in sich.

Schwarze Kleidung ist dennoch in allen Gesellschaftsschichten beliebt und verbreitet. In der Welt der Oberschicht ist sie perfekt für Geschäftsessen, Opernabende, Theaterbesuche und ähnliche Anlässe. Schwarz wirkt elegant. Man zeigt damit, dass man die gesellschaftlichen Regeln einhält sowie Ehre und Anstand wahrt. Und: Mit Schwarz strahlt man Macht aus.

Diesen Ansatz haben die Yuppies, wie junge erfolgreiche Geschäftsleute in den 1980er-Jahren genannt wurden, aufgegriffen. Durch schwarze Kleidung wollten sie sich von der übrigen Welt abheben und deutlich zeigen, dass sie trotz ihrer Jugend großen Erfolg hatten, etwas Besonderes darstellten und nicht auf einer Stufe mit der Masse standen. Letztere Absicht teilen sie wiederum mit Rockern und Punkern, bei denen Schwarz ebenfalls ein „Muss" ist. Auch wenn sie meinen, mit ihrer schwarzen Lederkluft gegen die Gepflogenheiten der Gesellschaft zu verstoßen, halten sie dennoch Regeln ein, die ihnen von ihrer Gruppe vorgeschrieben werden. So gehen sie tunlichst nicht in einer rosafarbenen Plüschjacke zu ihren Treffen. Was sie mit ihrer schwarzen Kleidung erreichen wollen, ist Angst einzuflößen. Zu viel Schwarz provoziert. Geballte Dunkelheit geht nicht unter. Man fällt auf, wird wahrgenommen. Die Leute weichen ein wenig zurück, und sei es aus Angst.

Distanz betonen und damit Respekt erzeugen, das sollen auch die schwarzen Roben von Richtern, Anwälten und anderen Amtspersonen. Ihre Stellung soll hervorgehoben werden, sie wollen Strenge und Würde vermitteln. Letzteres gehört mit zu den Gründen, warum auch Geistliche, Nonnen und Mönche eine schwarze Tracht gewählt haben. Aber damit soll noch etwas anderes ausgedrückt werden, nämlich deren Besinnung auf die Innenwelt. Kein äußerer Tand und Firlefanz soll sie ablenken.

Denselben Effekt machen sich kreative Menschen zunutze – bei Designern und Architekten, Modeschöpfern und Künstlern ist Schwarz ebenfalls eine bevorzugte Kleiderfarbe. Die starke Konzentration auf das Wesentliche ermöglicht eine starke Schöpferkraft. Aus der Finsternis wird ein neues Licht geboren, ein neues Werk geschaffen.

Schwarz ist attraktiv, trotz seiner „Nebenwirkungen". Die einen werden in seinen Bann gezogen, weil sie die Konzen-

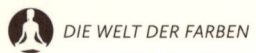

tration, die Ausrichtung auf das Innere oder Abgrenzung suchen. Andere wiederum sind bezaubert von der Würde oder
der Eleganz, die es ausstrahlt, und wieder andere Menschen
sind fasziniert von der Macht und Furcht, die es vermitteln
kann. Gerade dafür ist die Farbe Schwarz ideal, denn sie zieht
eine klare Grenze. Wer also dringend Abgrenzung braucht, ist
mit Schwarz gut beraten. Das erklärt, warum gerade Jugendli-
che häufig ein Faible für Schwarz entwickeln. Sie sind schließlich gerade dabei, ihren eigenen Weg zu finden, und grenzen
sich dafür von ihren Eltern und Erziehern ab.

Ältere Menschen greifen aus einem ganz ähnlichen Grund
wie die Jugendlichen gerne zu Schwarz: Sie wollen sich von
den Einflüssen von außen zurückziehen. Allerdings nicht aus
dem Wunsch heraus, ihren eigenen Weg zu finden. Über diesen Punkt sind sie schon hinaus, sie möchten sich stärker auf
ihr Innenleben konzentrieren.

Auch wenn ganz „normale" Erwachsene schwarze Kleidung bevorzugen, hat dies häufig mit dem Wunsch nach Abgrenzung zu tun. Denken wir nur an die ungeheure Enge,
in die wir tagtäglich gepresst werden! Es gibt fast keine
Möglichkeit mehr, irgendwo allein zu sein. Die Straßen sind
überfüllt, die Bebauung wird immer enger, sogar draußen
in der Natur kann man kaum einen Kilometer gehen, ohne
eine Ortschaft zu sehen oder anderen Spaziergängern zu begegnen. Die Gegenden, die Ruhe und Ungestörtheit bieten,
sind äußerst rar geworden. Schwarz kann durch die abgren-
zende Wirkung dabei helfen, das lange vermisste Alleinsein
ein wenig spürbarer zu machen.

Wer sich für schwarze Kleidung entscheidet, nimmt durch
sie Kontakt zur Saturnenergie auf. Darüber sollte sich jeder
im Klaren sein, der sich oft und gerne in dieser Farbe kleidet:
Die ganze Palette der schwarzen, also der saturnischen Eigen-

schaften kommt zur Wirkung, nicht nur eine einzelne. Wer allzu gerne Schwarz trägt, darauf nicht verzichten mag und dennoch hin und wieder einen Anflug von Angst oder anderen stark negativen Kräften spürt, könnte sich selbst durch regelmäßige Aurareinigungen, Yogaübungen oder Gebete dabei unterstützen, diese Energien zu bannen. In Phasen der Entmutigung und Übermüdung wäre es allerdings ratsamer, auf pures Schwarz zu verzichten. Es würde zur Lebensverneinung führen und negative Schwingungen und Einflüsse anziehen.

Was zu viel ist, ist eben zu viel. Dies gilt für alles, und erst recht für Schwarz, das solch eine mächtige Kraft in sich trägt. Wenn man es mit der Farbe Schwarz übertreibt, kann es durchaus passieren, dass man in die Saturnfalle gerät: Seine negativen Eigenschaften, seine ungewollten Wirkungen überwiegen dann. Die Gefahr bei einem Zuviel an Schwarz ist, dass man sich dadurch zu stark abgrenzt, und wer keine Kontakte mehr zulässt, ist irgendwann allein – in der Einsamkeit gefangen, voller Angst und Gefahr laufend, in eine Depression zu verfallen. Saturn ist eben konsequent. „Schwarz" ist eine perfekte Übersetzung für eine Depression, denn das althochdeutsche Wort „swarz", von dem sich unser „schwarz" ableitet, bedeutet „dunkler Nebel".

In der Aura würde die Farbe Schwarz auf starke Probleme hindeuten, die sich physisch und psychisch auswirken können. Daher hat Schwarz dort rein gar nichts zu suchen. Die Gesundheit ist in Gefahr! Spätestens dann, wenn die Farbe der Kleidung auf die Gedanken, die Gefühle und die Aura ausstrahlt, gilt es dringend gegenzusteuern. Ausgleichende Farbenergien einfließen zu lassen, führt aus dieser dunklen Falle.

Unser Körper, unsere Aura und damit unsere Seele reagieren sehr stark auf Farben. Immerhin symbolisieren sie, genau wie die Planeten, wertvolle Eigenschaften und Qualitäten

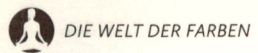

– wie Aktivität, Lebendigkeit, Mitgefühl oder Gelassenheit. Von diesen brauchen wir reichlich, genauer gesagt alle und nicht nur die Eigenschaften von Schwarz, um uns gesund zu erhalten! Wie erfrischend ist es, sich mit der Lebendigkeit von Orange zu verbinden, mit der Freundlichkeit von Hellblau oder dem Mitgefühl von Rosa. Und wie heilsam wirken Gründtöne, Türkis oder Hellbraun!

Weiß – die Farbe der Vollkommenheit

> *»Es gibt so wunderweiße Nächte, drin alle Dinge Silber sind.«*
> Rainer Maria Rilke

Der Regenbogen enthält, wie bereits erwähnt, kein Weiß – alle seine Farben zusammengenommen jedoch ergeben ein reinweißes Licht. Weiß ist die Summe aller Lichtfarben. Es ist hell und klar, wirkt rein und strahlend. Jede kleinste Verschmutzung fällt auf. Schon allein dadurch liegt es nahe, Weiß mit Reinheit und dadurch auch mit Unschuld in Verbindung zu bringen. Hat man eine „weiße Weste", zeigt man sprichwörtlich seine Unschuld – zumindest nach außen.

Ein Raum, in dem Weiß die vorherrschende Farbe ist, vermittelt Stille und Ruhe. Weiß lässt durchatmen, es bringt die Gefühle der Freiheit und Größe mit sich und sorgt für eine heitere und gelassene Atmosphäre. Hier verdichtet sich nirgends die Energie, alles ist leicht und freundlich. Weiß ist grundsätzlich für jeden Raum geeignet, lässt ihn durch seine Helligkeit strahlen.

Ein Zuviel an reinem Weiß wirkt allerdings steril, sachlich und unnahbar. Das Gefühl von Kälte, Leere und Verlorenheit taucht auf. Besonders ein weißer Boden kann äußerst verunsichernd wirken, denn die gleißende Helligkeit lässt einen schweben – es fehlt das tragende Element, es fehlen Halt und Festigkeit. Diese wiederum könnte Saturn vermitteln, also Schwarz. Eine Spur Schwarz in die weiße Farbe zu geben „bricht" das Weiß und nimmt ihm die Kälte. Daraus wird jedoch noch lange kein Grau – es bleibt immer noch Weiß, allerdings empfindet man es als gediegener und tragfähiger. Auch ein wenig Gold oder Silber würden das Weiß perfekt ergänzen. Kalkweiß, Milchweiß, Cremeweiß, Schneeweiß, Wollweiß und Perlmuttweiß können aus solchen Beimischungen entstehen. Wirkungsvoll ist auch eine Kombination mit Braun, das erdet, mit Gelb, das die Gemüter erhellt, oder mit Grün, das Ausgleich und Frieden schenkt.

Haben Sie schon mal ausprobiert, sich vollständig in Weiß zu kleiden? Von der Wäsche bis zum Mantel? Was haben Sie dabei empfunden? War es ein angenehmes Gefühl? Wie haben andere Leute auf Sie reagiert? So friedlich und erhaben es sich anfühlt, wenn man zu Hause vollständig weiß angezogen ist, so anstrengend kann es wiederum sein, mitten im Gewühl einer Einkaufsstraße Weiß zu tragen. Denn: Mit Weiß fällt man auf! Es strahlt nach außen. Helle Farben, insbesondere Weiß, erfordern Stärke und Selbstbewusstsein. Vielleicht ist das ein Grund, warum manche ältere Menschen nicht mehr so gerne helle Farben tragen – sie wollen gar nicht mehr auffallen und im Mittelpunkt stehen.

Kaum jemand trägt ausschließlich Weiß, mal abgesehen von bestimmten Gelegenheiten wie Hochzeiten oder an strahlend hellen Sommertagen und im gleißenden Schnee. Auch spezielle Berufsgruppen wie die des Malers oder Arztes tragen weiße Arbeitskleidung. Zu anderen Jahreszeiten und Gelegenheiten erscheint diese Farbe meist zu grell und zu leuchtend.

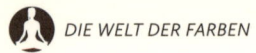

Sicher kennen Sie folgende Situation: Sie gehen durch eine belebte Straße und wühlen sich durch Kaufhäuser. Gut gelaunt sind Sie in Ihren Einkaufsbummel gestartet. Nach einiger Zeit aber ändert sich Ihre Stimmung. Sie werden aggressiv, leidend, gierig, genervt, gestresst. Ganz so, wie die Mehrheit der Leute um Sie herum. Sie haben nämlich unbewusst die Energie anderer Menschen in sich aufgenommen! Sie haben sich einfach anstecken lassen vom Sog der Masse. Nur selten ist die Stimmung der Masse fröhlich und aufmunternd, zumindest nicht in der Haupteinkaufszeit. Diese Flut an Energien kann Sie treffen, egal welche Farbe Sie tragen – und zwar einfach, weil Sie dafür offen sind.

Aufzufallen muss man ertragen können – denn die Energie folgt der Aufmerksamkeit. Wo wir hinschauen, fließt die Energie hin. Wer sich also so kleidet, dass er von vielen Menschen wahrgenommen und häufig angeschaut oder gar angestarrt wird, der muss auch mit viel Aufmerksamkeit umgehen können. Wer stabil ist, dem macht das nichts aus, er wird sich darüber freuen und das, was ihn belasten könnte, einfach an sich abprallen lassen. Wessen Psyche jedoch angeschlagen ist, der würde bei so viel Aufmerksamkeit zu viele Emotionen aufnehmen, Kommentare und Urteile anderer Menschen spüren und mit Unsicherheit reagieren. Die Auraschicht wird schließlich noch löchriger, das Selbstwertgefühl noch brüchiger. Diesen Effekt bringt die Farbe Weiß mit sich und hat ihn sogar mit dem Mond gemeinsam.

In der Astrologie gelten Weiß und Silber als die Farben des Mondes. Der Mond wirkt schon am Himmel wie ein Spiegel – er fängt das Licht der Sonne auf und spiegelt es wider. Im Mond sind, astrologisch gesehen, die Gefühle und die Psyche beheimatet. Und mit Emotionen aller Art wird man zwangsläufig konfrontiert, wenn man Weiß trägt.

So, wie helle Farben für Verschmutzungen im materiellen Sinne anfällig sind, so gilt das auch in einem übertragenen Sinn: Mit hellen Farben ist man offener und aufnahmefähiger für Gedanken und Gefühle, die herumschwirren. Man grenzt sich nicht ab, wie es mit Schwarz möglich ist, und geht auch nicht in der Menge unter, wie es mit Grau geschieht.

Ganz anders ist die Wirkung von weißem Licht. Hiermit lässt sich alles bannen, jegliche Dunkelheit und Düsternis verschwindet. Von der sprachlichen Herkunft her hat „weiß" eine gemeinsame Wurzel mit „leuchtend, licht, hell". Vermutlich stammt dies aus der Zeit, als die Menschen noch die Aura sehen konnten und daher nicht zwischen „weiß" und „leuchtend" unterschieden.

Die Aura von erleuchteten Menschen ist tatsächlich weiß und strahlend. Manche Menschen werden davon sogar geblendet, vor allem die, die selbst nicht von sehr viel Helligkeit umgeben sind. Das soll aber nicht heißen, dass diese Leute nun besonders schlechte Menschen sind. Sie sind nur auf einer anderen Entwicklungsstufe. Im Grunde unseres Herzens haben wir alle eine reine Seele.

Eine gute Übung, um erst gar nicht in den Sumpf abzutauchen oder sich daraus zu erheben, ist eine regelmäßige Reinigung der Aura. Dazu braucht man sich nur vorzustellen, man dusche mit weißem Licht. Weißes Licht steht für Klarheit und Vollkommenheit. Direkt von der göttlichen Quelle, von oben, strömt dieses Licht über uns, es umhüllt uns und fließt bis in die Erde. Negative Gedanken und Gefühle lassen wir vom Licht wegspülen. Der gesamte Körper mit allen Zellen wird dadurch gereinigt, die ganze Aura beginnt wieder zu strahlen. Sogar alte, karmische Belastungen können durch eine regelmäßige „Lichtdusche" gereinigt werden. Wir können diese Lichtdusche ausgiebig genießen und uns dabei richtig wohl-

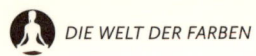

fühlen, sooft und so lange wir möchten – eine Überdosierung dieses göttlichen Lichtes ist nicht möglich.

Wenn Sie wieder einmal einen Einkaufsbummel planen oder sich anderweitig in das Gewühl der Massen stürzen wollen, dann stellen Sie sich einfach eine dicke Schicht mit weißem Licht um sich herum vor. Sie erzeugen dadurch einen ungeheuer wirkungsvollen Schutz und sind damit unangreifbar für störende Energiefelder, denn Sie bleiben in Ihrer eigenen Kraft. So gestärkt können Sie jede Farbe tragen, auch Weiß. Allerdings erfordert es etwas Übung, diesen Schutzfilm über längere Zeit aufrechtzuerhalten. Probieren Sie es aus!

Grau – die Farbe des Übergangs

>   *»Nichts ist mächtiger als eine Idee, deren Zeit gekommen ist.«*
>   Victor Hugo

Empfinden Sie Grau als langweilig, als neblig und trist? Oder mögen Sie die durchaus reizvollen Versionen von Grau, den Mischungen aus Schwarz und Weiß? Denken Sie nur an Silbergrau, Taubengrau, Perlgrau, Schiefergrau oder Stahlgrau! Interessante Abstufungen lassen sich durchaus auch mit Grau kreieren.

Wer sich „keine grauen Haare wachsen lässt", schafft es, sich über die Niedrigkeiten zu erheben. Eine „graue Eminenz" zeigt sich nicht offen, sondern wirkt machtvoll im Hintergrund. So gesehen kann Grau sehr geheimnisvoll wirken – häufig erscheint es uns jedoch nur als diffus, einfallslos und öde. Der Alltag wird gerne als „grau" bezeichnet, eine trübe Stimmung ebenfalls. Trägheit und Müdigkeit werden damit ebenso verbunden wie eine ängstliche Lebenseinstellung und Sorgen.

Abwerten sollte man Grau aber nicht, weder als Farbe in der Umgebung noch bei der Wahl der Kleidung, denn es erfordert Mut, reine und starke Farben zu tragen. Ist jemand völlig in Rot gekleidet, in Gelb oder in Weiß, so fällt er unweigerlich auf. In der Masse unterzugehen, gelingt hingegen am leichtesten in Grau. Das kann durchaus ein Vorteil sein, denn nicht immer will man im Mittelpunkt der Aufmerksamkeit stehen. Auch in der Wohnung, bei der Dekoration, spielt Grau diese Rolle: Es besänftigt, vermittelt und gleicht aus. Übergänge wirken durch Grau sanfter. Sich in einer „Grauzone" zu befinden, bedeutet, sich in einem nicht eindeutig definierten Bereich aufzuhalten. Gerade deshalb stehen viele Möglichkeiten zur Verfügung. Grau eröffnet dieses weite Feld.

Die Natur macht es uns mit ihren Jahres- und Tageszeiten vor. Die ersten Tage im November gelten als Übergangsbereich, das war bei den Kelten so und ist auch heute noch im christlichen Weltbild so – die Wurzeln von Wahrheiten sind alt und überdauern die Zeit. Oftmals herrscht im November dichter Nebel, durch den das Grau sichtbar wird. In dieser Zeit ist ein Kontakt zu Verstorbenen einfacher möglich, weil der Übergang zwischen den Welten durchlässiger ist. Doch diese Zeit umfasst nur wenige Tage, davor leuchtet der Herbst in prachtvollen, satten Farben, danach klirrt der Winter mit Eis und Schnee.

Die Dämmerung gilt ebenfalls als Übergangsbereich. Dieser Zeitraum zwischen Tag und Nacht ermöglicht es uns, Kontakt zu Naturwesen aufzunehmen. In Übergangszeiten öffnen sich Türen! Denken Sie an die Phase zwischen Wachen und Schlafen. In diesem Übergangszustand fällt es uns leicht, mit unserem Unterbewusstsein zu sprechen. Kurz vor dem Einschlafen sind die Tagesaktivitäten abgeklungen, die Hektik ist vorüber, und wir sind zur Ruhe gekommen. Beim

Aufwachen erreichen wir denselben Zustand, denn wenn wir halb im Schlaf sind, können unsere Gedanken absichtslos gleiten, mal hierhin und mal dorthin. Die Fantasie spielt. Möglichkeiten und Ideen, die wir bislang nicht gesehen haben, können sich dann zeigen. Die Tür zu unserem Unterbewusstsein, dem großen Speicher, von dem Forscher sagen, dass er 90% unserer Wahrnehmungen ausmacht, ist geöffnet. Wir können Fragen stellen und Antworten erhalten, wir können Botschaften senden und empfangen.

Aurasichtige erzählen, dass ein Mensch mit viel Grau in der Aura eine Zeit der Wandlung durchmacht. Diese Veränderungen sind zwar noch nicht sichtbar, aber sie kündigen sich bereits an.

Genau wie die naturgegebenen Übergangsphasen nur kurz andauern, sollten auch wir es mit Grau nicht übertreiben. Es gilt im Leben, Entscheidungen zu treffen, aktiv zu sein – und dann wieder bewusst die Ruhe zu pflegen. Die Übergangszeiten und Wandlungsphasen sind wichtig, aber als Dauerzustand unerträglich. Es bringt schließlich auch keine Erfüllung, in der Tür stehen zu bleiben und weder zum Arbeitsplatz noch nach Hause zu gehen. Dasselbe Prinzip lässt sich auf die Lebensphasen übertragen: Dehnt man Übergangsphasen übermäßig aus, wird die Seele unruhig und traurig. Wählen Sie deshalb Grau immer dann, wenn Sie eine Veränderung anstreben, wenn Sie wissen, dass etwas Neues ansteht, Sie es aber noch nicht sehen. Nutzen Sie es aber nur kurz! Sobald Ihrem Gefühl nach eine Farbe auftaucht, tauschen Sie das Grau aus oder nehmen Sie die neue Farbe hinzu. Damit ermöglichen Sie es sich, Ihren Weg klarer zu erkennen und zu gehen.

HARMONIE LEBEN GEBEN UND
EUDE GLÜCKLICH WASSER VERTR
EIT KRAFT SEELE FEUER REINHEIT
GIE GÖTTLICH LICHT ELEMENTE
RUHE SPIRITUELLE EINGEBUNGEN
MEL UND ERDE AUSGEGLICHENHE
VERANTWORTUNG ORDNUNG
TRAHL AUSSTRAHLUNG GEFÜHL
SHEIT BALANCE HARMONIE LEBE
GIE WIRBEL FREUDE GLÜCKLICH
T WISSEN KLARHEIT KRAFT SEELE
CHT STRAHLEN ENERGIE GÖTTLIC
GESUNDHEIT SCHUTZ RUHE SPIR
HLFÜHLEN HIMMEL UND ERDE AU
AFT RHYTHMUS ATMEN VERANTV
N ENTWICKLUNG LICHTSTRAHL
NERGIEZENTRUM WEISHEIT AUR
LUFTE ENERGIE WIRBEL FREUDE GL
RA GESUND LUFT WISSEN KLARH
GEN KREIS ERDE MACHT STRAHLE
ENBLÄTTER ATMEN GESUNDHEI
NHEILENDE SCHWINGUNG WOH
GEGLICHENHEIT KÖRPER REIN
KRAFTQUELLE FUNKELN ENTW
BEWUSSTSEIN LIEBE ENERGIEZ
ARMONIE LEBEN GEBEN UND
GLÜCKLICH WASSER VERTRAUE
UFT WISSEN KLARHEIT KRAFT SEI
GEN KREIS ERDE MACHT STRAHLE
NBLÄTTER ATMEN GESUNDHEIT
DESCHWINGUNG WOHLFÜHLE
ER REIN HEIL KRAFT RHYTHMUS

DIE WELT DER CHAKREN

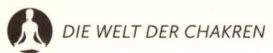

Einführung in die Welt der Chakren

> *»Wer über sich selbst hinausgehen will, muss in sich selbst hinabsteigen.«* **Tibetische Weisheit**

Erinnern Sie sich an die Querverbindungen, die wir zu Beginn entwickelt haben?

→ Rot = aktiv = feurig = Wolf = Kaktus = scharf = spitz = Mars
→ Grün = passiv = sanft = Taube = Apfelbaum = blumig = rund = Venus

Das Prinzip dieser Verbindungen zwischen den unterschiedlichen Seinsformen ist mit den Planeten, Pflanzen, Tieren, Mineralien und Charaktereigenschaften noch lange nicht vollständig. Es lässt sich bei allen Erscheinungsformen, für jeden Ausdruck der Schöpfung anwenden. Daher gilt dieses Prinzip auch für die Bereiche unseres Körpers und unseres gesamten Lebens. Hat man sich mit dieser Denkweise vertraut gemacht, dass sich ähnliche Energien in Gruppen zusammenfinden, lassen sich Rückschlüsse ziehen: Gibt es auf einer Ebene ein Problem, kann es sich auf einer anderen Ebene derselben Gruppe ausdrücken.

Ein Beispiel: Auf der Ebene der Farben lehnt man Grün ab, man mag es einfach nicht. Gleichzeitig fällt es schwer, freundlich zu bleiben – auf der Ebene der Emotionen zeigt sich also ebenfalls eine Störung, und zwar in genau demselben Bereich wie auf der Ebene der Farben. Hier ist es Grün, dort ist es Sanftmut. Beides gehört zusammen, wie wir wissen. Auf der Ebene der Tiere ist es die Taube, die wieder mit diesem Thema korrespondiert, bei den Pflanzen ist es der Apfelbaum.

So könnte sich ein und dasselbe Problem auch ausdrücken, indem man Ärger mit Tauben hat oder indem man ungern Äpfel isst. Auf vielen Ebenen kann sich das gleiche Muster zeigen. Auf welcher der Ebenen man ansetzt, um das Problem zu lösen, spielt interessanterweise keine Rolle. Wir können hier auf die Wechselwirkung zwischen den Ebenen vertrauen.

Lassen Sie uns nun die sieben Farben des Regenbogens mit den sieben Chakren verbinden.

Die Chakren können den Organen, bestimmten Farbtönen, Elementen und unterschiedlichen Lebensbereichen zugeordnet werden. Damit lässt sich spielen: Ist ein Lebensbereich blockiert, eine körperliche Funktion geschwächt oder ein Gefühl angestaut, dann haben wir eine reiche Palette von Möglichkeiten zur Verfügung, um diese Blockaden, Schwächen und Stauungen zu erkennen und aufzulösen. Doch erst einmal gilt es, sich bewusst zu machen, welche Bereiche überhaupt zusammengehören – nach demselben Prinzip, durch das wir bereits Mars und Wolf mit Kaktus und Chili verbunden haben. Daher ordnen wir dem Feld der Farben zunächst die Chakren zu, die Energiezentren im Körper. Wo auch immer wir später innerhalb einer Gruppe ansetzen, halten wir den Schlüssel zur Lösung in der Hand.

Der Begriff „Chakra" kommt aus dem Sanskrit und bedeutet so viel wie „Kreis" oder „Rad". Daher werden die Chakren auch „Energieräder" oder „Energiewirbel" genannt, sie werden übrigens mit trichterförmigen Blütenkelchen oder Lotosblüten verglichen. Lotos hat die faszinierende Eigenschaft, dass seine Blätter Flüssigkeiten abweisen und so sogar Schmutz entfernen. Diese Pflanze gilt in Asien daher als Symbol für Reinheit und Erleuchtung. Die Vorstellung der

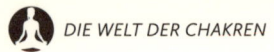

Chakren als eine Reihe von Blütenkelchen in den Regenbogenfarben macht den Körper eines Menschen wunderschön! Durch die Chakren kann Energie in den Menschen hineinströmen und aus ihm herausfließen. Man kann sie daher auch als „Öffnungen" oder „Verbindungspunkte" bezeichnen. Von diesen Punkten aus verteilt sich die Energie über viele verschiedene Kanäle, die sogenannten Meridiane, in unserem gesamten System.

Wissenschaftlich nachweisbar sind die Chakren mit den bekannten Messmethoden noch nicht. Beim geistigen Schauen sind sie allerdings durchaus erkennbar. Sie lassen sich auch mit dem Drüsensystem des Körpers in Verbindung bringen. Die Funktion der Drüsen beeinflusst unser Wohlergehen, und genauso wirken sich die Chakren auf unser Befinden aus. Erspüren kann sie jedermann: Wenn die Chakren funktionieren, fühlt man sich grundsätzlich wohl und ausgeglichen. In solch einem Zustand fällt es einem gleich viel leichter, seine Aufgaben zu erfüllen, sich des Lebens zu freuen und die eigene Persönlichkeit weiterzuentwickeln.

Energie in stofflicher Form nehmen wir über die Nahrung auf. Dass es noch weitere energetische Einflüsse gibt, wird schnell klar, wenn man an „auslaugende" oder an „bereichernde" Erlebnisse denkt. Auslaugend kann ein stressiger Tag im Büro sein, ein Streit, ein Unfall. Bereichernd kann die Begegnung mit einem freundlichen Menschen sein, das Beobachten eines Sonnenuntergangs oder auch eine gelungene Arbeit. Ein auslaugendes Ereignis entzieht Energie, es macht müde, missmutig, ängstlich und manchmal sogar krank. Ein bereicherndes Ereignis hingegen schenkt Energie, es erfüllt, erfreut und beglückt. Häufen sich die auslaugenden Einflüsse und werden diese nicht verarbeitet, reagieren Körper und Seele mit einer Art Notfallprogramm: Sie schließen die Chakren und lassen somit keinen weiteren Energieaustausch zu. Das sichert zwar für den Moment das Überleben, verhindert aber wahre Gesundheit und das Gefühl von Ausgeglichenheit, Harmonie und Frieden mit sich und der Welt.

Auch wenn unsere eigene Macht viel größer ist, als wir gemeinhin annehmen, so haben wir doch nicht unser vollständiges Schicksal in der Hand. Wir können einfach nicht alles lenken. Aber: Die Einstellung zu einem Ereignis, die ist allein unsere Sache. Wenn wir gar nicht erst zulassen, dass uns etwas oder jemand die Energie raubt, dann stellt sich ein und dasselbe Erlebnis oft von einer ganz anderen Seite dar. Sicherlich haben Sie schon von erfolgreichen Menschen gehört oder gelesen, die über die Fähigkeit verfügen, eine Niederlage als Chance zu sehen. Manche von ihnen trainieren dies regelrecht. Tun Sie es ihnen gleich!

Üben Sie deshalb, die Funktion Ihrer Chakren bewusst zu steuern. Lassen Sie nicht mehr zu, dass Ihnen ein Mensch oder ein Ereignis Ihre Energie raubt, die Sie selbst dringend brauchen! In dem Maß, in dem Sie Ihre Chakren reinigen und zum Strahlen bringen, wird Ihre Aura leuchtender, Ihr Körper gesünder und Ihre Psyche stabiler. Sie können dann Ihre Kraft darauf richten, Ihren Aufgaben und Hobbys nachzugehen.

Manche Menschen verwenden viel Zeit darauf, ihr Schicksal zu beklagen, die Wunden zu lecken oder mit viel Aufwand Krankheiten und Unstimmigkeiten auszubügeln. Sie brauchen das nicht länger, Sie haben diese Zeit ab sofort frei. Einen kleinen Teil davon verwenden Sie dazu, Ihre Chakren aufzubauen und sie in den herrlichsten Farben leuchten zu lassen. Der große Rest bleibt frei – für alles, was schön ist und Spaß macht.

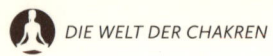

Die sieben Hauptchakren

> »Mögen die sieben Farben des Regenbogens wie sieben Siegel der Treue Gottes zu dir sein.«
>
> Irischer Segen

Lernen Sie nun die Chakren kennen. Die sieben Hauptchakren befinden sich zwischen Beckenboden (erstes Chakra) und Scheitel (siebtes Chakra). Sie sind entlang der Wirbelsäule angeordnet. Es gibt darüber hinaus eine Reihe von Nebenchakren, die sich zum Beispiel an den Händen, den Schultern und den Füßen befinden. Unter den Füßen und über dem Kopf gibt es rein geistig wirkende Chakren.

Damit die Energie fließen kann, drehen sich die Chakren – und zwar abwechselnd nach rechts und nach links. Nach alten Überlieferungen ist bei Männern das erste Chakra rechtsdrehend, das zweite linksdrehend, das dritte wieder rechtsdrehend und so weiter. Bei Frauen dagegen soll das erste Chakra mit einer Linksdrehung beginnen, das zweite dreht sich nach rechts, das dritte wieder nach links und so weiter. „Rechts" ist hier immer gleichzusetzen mit aktiv gebend und „links" mit passiv empfangend. Allerdings kann sich die Richtung durchaus auch einmal verändern, je nachdem, was das Chakra gerade braucht – das eine Mal muss es Energie aufnehmen, dann dreht es linksherum, und das andere Mal gibt es Energie ab, dann dreht es rechtsherum. Die klassische abwechselnde Drehrichtung der Chakren zeigt lediglich, dass der Mensch in einem ausgeglichenen Zustand zwischen Nehmen und Geben ist.

Schauen Sie, um die Drehrichtungen festzustellen, mit Ihrem geistigen Auge die Chakren von innen an. Wie das genau funktioniert, lesen Sie bei der Beschreibung der einzelnen Chakren und zwar in den Übungen zur Chakrareinigung.

Nur Sie können die Richtungen herausfinden, denn Sie selbst sind der Bezugspunkt und nicht jemand, der Sie von außen ansieht. Wenn sich alle Chakren in eine Richtung drehen und das über längere Zeit so ist, dann ist das ein Zeichen dafür, dass Ihr Organismus im Ungleichgewicht ist. Entweder Sie geben zu viel, das laugt die Energie aus und Sie fühlen sich müde und kraftlos, oder Sie nehmen zu viel, dann können Sie nicht alles verarbeiten und fühlen sich überlastet und überfordert. Finden Sie heraus, welche dieser beiden Möglichkeiten überwiegt, und trainieren Sie gezielt, um auch die andere Kraft zu spüren. Eine einfache Übung hierzu ist es, den Atemrhythmus zu beobachten. Atmen Sie langsam ein und wieder aus. Zählen Sie dabei mit. Welcher Vorgang dauert länger? Das Einatmen oder das Ausatmen? Dauert das Einatmen länger, nehmen Sie zu viel auf und geben zu wenig ab. Das kann Sie auf Dauer belasten. Dauert das Ausatmen länger, laugen Sie sich aus. Das erschöpft letztlich Ihre Kraft. Verändern Sie bewusst den Atemrhythmus so, dass das Ein- und Ausatmen jeweils gleich lange dauert. Dann sind Sie im Gleichgewicht. Durch ein ausgeglichenes Geben und Nehmen gelangen Sie zur Harmonie.

Wichtiger als die Drehrichtung der Chakren ist aber, dass sie sich überhaupt drehen. Je schneller die Energiewirbel rotieren, desto besser arbeiten sie. Ähnliches gilt für ihre Farben. Die Chakren zeigen sich nämlich in unterschiedlichen Farbtönen: von Rot beim untersten, dem ersten Chakra, bis Violett und Weiß beim obersten, dem siebten Chakra. Probleme und Krankheiten zeigen sich in der Färbung der Chakren – sie wirken dann trüb und dunkel. Ist der Mensch gesund, können Aurasichtige die Farben seiner Chakren klar, leuchtend und lichterfüllt erkennen. Die zugehörigen Lebensbereiche sind in diesem Fall stabil, und die Seele kann strahlen.

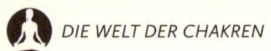

Chakren sind übrigens keine „Erfindung" der östlichen Mystiker, sie haben auch bei uns Wurzeln, wenn sie auch damals anders bezeichnet wurden. Denken Sie nur an die Darstellung christlicher Heiliger. Stets werden sie mit einem Heiligenschein über dem Kopf dargestellt – diese Leuchtkraft ist nichts anderes als ein Ausdruck der hohen Entwicklung dieser Menschen. Ihr oberstes Chakra, das Kronenchakra, ist weit geöffnet und mit göttlicher Kraft erfüllt. Und zwar so stark, dass dieses Strahlen sichtbar geworden ist.

Im Folgenden lesen Sie eine kurze Zusammenstellung der Zuordnungen zu den sieben Hauptchakren, von unten nach oben, vom Wurzelchakra zum Kronenchakra. Hier finden Sie auch die Sanskrit-Bezeichnungen für das jeweilige Chakra sowie ihre Übersetzungen.

Ist Ihnen aufgefallen, dass die Reihenfolge der den Chakren zugeordneten Farben exakt die eines Regenbogens wiederholt? Vom Rot beim Wurzelchakra bis zum Violett beim Kronenchakra? Ist das nicht eine wunderschöne Vorstellung, dass wir alle einen Regenbogen in uns tragen? Wenn wir diese Regenbogenfarben in uns zum Strahlen bringen, können wir, unserer Bestimmung gemäß, selbst die Brücke zwischen Himmel und Erde sein. Das ist es doch, was so viele alte Kulturen im Regenbogen gesehen haben – und genau das ist es, wozu wir hier auf der Erde sind. Wir sollen die göttlichen Kräfte auf der Erde umsetzen. Wir sind der Mittler zwischen oben und unten. Die Vorstellung, zu wirken wie ein Regenbogen, ist großartig, nicht wahr? Damit könnten wir schließlich das Schüsselchen voller Gold in uns selbst finden.

Dies zeigt uns, dass wir über die Chakren, diese wichtigen Energiezentren unseres Körpers, gleichermaßen mit der Erde und dem Himmel und zudem mit anderen Menschen verbunden sind. Die unteren Chakren haben mit den körperlichen

	Erstes Chakra: **Wurzelchakra** (Basischakra)	Zweites Chakra: **Sakralchakra** (Sexualchakra)	Drittes Chakra: **Nabelchakra** (Solarplexus)	Viertes Chakra: **Herzchakra**	Fünftes Chakra: **Halschakra** (Kehlchakra)	Sechstes Chakra: **Stirnchakra** (Drittes Auge)	Siebtes Chakra: **Kronenchakra** (Scheitelchakra)
Sanskrit	*Muladhara*, Mula = Wurzel, Adhara = Stütze	*Svadhisthana* = Lieblichkeit, Süße	*Manipura* = leuchtender Juwel	*Anahata* = unbeschädigt	*Vishuddha*, vishuddhi = reinigen	*Ajna* = wahrnehmen	*Sahasrara* = tausendfältig, tausendfach
Position:	Beckenboden	unterhalb des Bauchnabels	oberhalb des Bauchnabels	Brustmitte	Halsbereich	Stirnmitte	Kopfmitte oben
Farbe:	Rot	Orange	Gelb	Grün und Rosa	Türkis, Hellblau	Blau, Indigo	Violett, Weiß, Gold
Bedeutung:	Wurzeln, Instinkte, Lebenskraft, Urvertrauen, Stabilität, Familie	Kreativität, Fortpflanzung, Erotik, Genussfähigkeit	Persönlichkeit, Macht, Selbstwert, Ausgeglichenheit	Liebe, Mitgefühl, Freude, Heilung	Kommunikation, Ausdruckskraft, Verarbeitung der Sinneseindrücke	Intuition, Logik, geistige Klarheit, Selbsterkenntnis	Spiritualität, Erleuchtung, Glückseligkeit, reines Bewusstsein
Form:	vierblättrige Lotosblüte	sechsblättrige Lotosblüte	zehnblättrige Lotosblüte	zwölfblättrige Lotosblüte	16-blättrige Lotosblüte	96-blättrige Lotosblüte (auch „zweiblättrig" genannt)	tausendblättrige Lotosblüte
Körper:	Nebennieren	Keimdrüsen	Bauchspeicheldrüse	Thymusdrüse	Schilddrüse	Hirnanhangsdrüse (Hypophyse)	Zirbeldrüse (Epiphyse)
Element:	Erde	Wasser	Feuer	Luft	Äther	feinstoffliche Kräfte	keine Zuordnung eines traditionellen Elements
Sinneswahrnehmung:	Riechen	Schmecken	Sehen	Tasten	Hören	Gleichgewichtssinn	übersinnliche Wahrnehmung

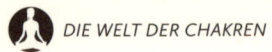

Bedürfnissen zu tun, mit dem Überleben in der materiellen Welt, die mittleren Chakren mit der Gefühlsebene, und die oberen wirken immer feinstofflicher.

Am Beckenboden sitzt das erste Chakra und strahlt direkt nach unten zur Erde hin; von dort empfängt es auch seine Kraft. Dieses Chakra hilft uns, Wurzeln zu bilden und uns tief in der Erde zu verankern. Das gibt uns Stabilität und Halt, es lässt uns das Leben auf der Erde würdigen. Oben auf der Mitte des Kopfes sitzt das siebte Chakra, es strahlt direkt nach oben aus und ermöglicht uns die Verbindung zur göttlichen Welt. Wer diese geöffnet hat, kann Führung und Weisheit empfangen.

Die fünf Chakren, die zwischen dem Wurzelchakra und dem Stirnchakra liegen, strahlen entlang der Wirbelsäule nach vorn und hinten aus. Sie sind für die Verbindung mit der Umwelt zuständig. Durch ihre Strahlkraft lassen sich Botschaften, Störenergien oder Heilschwingungen aussenden – und genauso natürlich auch empfangen. Das zweite Chakra ist dabei auf den Partner ausgerichtet, das dritte, das vierte und das fünfte sind für die Kommunikation mit anderen Menschen zuständig. Das sechste Chakra schenkt uns die Fähigkeit, „hinter die Kulissen zu schauen".

Eine Sonderposition nimmt das mittlere ein, das Herzchakra (viertes Chakra). Es befindet sich in Höhe des Herzens und verbindet die Kraftströme miteinander, die von unten aus der Erde und von oben aus dem Himmel kommen. Somit kann der Mensch durch seine Herzenergie zwischen Himmel und Erde vermitteln, zwischen oben und unten, und kann beide Kraftströme auf andere Menschen ausstrahlen. Damit wird noch einmal verdeutlicht, dass wir durch Liebe transformieren und heilen können.

Je nachdem, wie stark die einzelnen Chakren ausgeprägt sind, beeinflussen sie unser Wohlbefinden, unseren Erfolg und unsere Beziehungen. Wenn wir die Chakren regelmäßig reinigen und stärken, stabilisieren wir damit unsere körperliche Gesundheit und gleichen unser seelisches Befinden aus. Verwurzelung, Kontaktfähigkeit und Eingebungen werden gefördert.

Ein funktionierendes Chakra allein reicht allerdings nicht, um sich wohlzufühlen. Für eine strahlende Aura, für Gesundheit und Vitalität müssen alle Chakren in Ordnung sein. Es gibt Menschen, die viel Sport treiben, sich gesund ernähren und sich bestens verwurzelt haben, denen aber der spirituelle Überbau fehlt, um die innere Leere, die sie fühlen, zu füllen. Sie leben nach dem Motto: »Ich glaube nur an das, was ich auch anfassen kann.« Materielle Werte bedeuten ihnen viel, sie definieren ihren Selbstwert über Geld und Gegenstände. Doch so viel sie auch sammeln und horten, gegen die Leere kommen sie nicht an. Sich mit einem tieferen Sinn zu beschäftigen, lehnen sie als Zeitverschwendung ab. Lieber jagen sie von einem Ziel zum nächsten – und finden darin doch keine Erfüllung. Ereilen diese Menschen Schicksalsschläge, können sie davon völlig aus der Bahn geworfen werden. Manchmal tauchen auch Ängste auf, die sie nicht benennen können. Diese könnten ein Hinweis ihrer Seele sein, dass noch andere Aufgaben auf sie warten, als die, sich einzig mit dem Überleben der eigenen Art zu beschäftigen. Solche Menschen haben aktive untere Chakren, nach oben hin mangelt es ihnen jedoch häufig an Öffnung. Schaffen sie es allerdings, ihre oberen Chakren zu öffnen, läuft ihr Leben runder. Der Sinn des Lebens ist dann da. Sie können dem ewigen Wandel zustimmen und akzeptieren das Leben mit all seinen Richtungsänderungen so, wie es ist.

Andere Menschen wiederum beten und meditieren sehr viel, sie haben einen engen Bezug zur göttlichen und geistigen

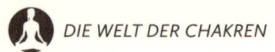

Welt. Sie halten die oberen Chakren weit geöffnet und sind dadurch empfänglich für geistige Einflüsse. Bei ihnen besteht die Gefahr, dass sie ganz vergessen, dass sie noch gar nicht im Himmel sind, sondern hier auf der Erde leben. Sie lehnen diese Welt und mit ihr auch alles Materielle als irdisch, niedrig und verwerflich ab, weil sie sich ganz den oberen, so schön „heiligen" Chakren verschrieben haben. Rundum glücklich werden können sie mit dieser Haltung auch nicht. Ihrer Ausstrahlung fehlt die Kraft. Vielleicht wundern diese Menschen sich, dass ihr Leben trotz aller Meditationen doch nicht „funktioniert" und sie hartnäckige Probleme in der Partnerschaft haben, zu wenig Geld verdienen und ständig kränkeln. Auch ihren Alltag bekommen sie nicht geregelt, immer wieder bleiben Dinge liegen, sie verpassen Termine und schieben eigentlich Notwendiges unnötig lange hinaus. Die normalsten Tätigkeiten, wie Staub zu saugen, die Reifen zu wechseln, den Rasenmäher warten zu lassen oder auch der Anruf beim Elektriker, kosten sie viel Kraft. Der Grund: Diesen Menschen fehlt die Basis! Worauf wollen sie denn aufbauen, wenn nicht auf einem festen Fundament? Diese Grundlage stellen nun einmal die ersten Chakren dar. Sie sind das „Ja" zum Leben auf der Erde, die Zustimmung zu unserem Dasein. Wer die Materie ablehnt, lehnt auch den Körper und sogar die Erde ab. Dabei ist es unser Körper, der unserer Seele als Gefäß dient, und es ist die Erde, die uns trägt. Was nützen die schönsten Flügel, wenn die Wurzeln fehlen?

Oftmals stecken Ängste dahinter, wenn man sich nicht mit den Themen der unteren Chakren auseinandersetzt. Der Wunsch nach einer heilen Welt lässt uns vor der Auseinandersetzung mit dem Irdischen zurückschrecken. Es wird als einfacher empfunden, diese Chakren geschlossen zu halten und sich mit verklärtem Blick nach oben zu wenden. Das ist aber nichts anderes als eine Flucht! Eine Flucht vor dem Leben. Wir sind jedoch hier, um dieses irdische Dasein in all seinen Facetten kennenzulernen. Mit dem Körper können und sollen wir tief eintauchen in die Welt der Farben, der Gerüche, der Geschmäcke und der Gefühle. Es ist eine bunte, reiche Welt, die uns das Erdendasein bietet. Nutzen wir sie, entdecken wir die Welt der Sinne mit Freude! Das macht nicht nur Spaß, sondern hat auch eine praktische und tolle Auswirkung: Tätigkeiten und Alltagsdinge, die vorher eine große Überwindung gekostet haben und zwanzig Anläufe brauchten, gehen mit gut entwickelten unteren Chakren nahezu mühelos von der Hand. Das Leben wird leichter, die täglichen Aufgaben fügen sich wie von selbst – und zwar ohne Kraftaufwand.

Der Ausgleich ist wichtig. Nicht oben oder unten zählt, sondern oben und unten. Mit einem gesunden Unterbau anzufangen, entspricht voll und ganz unserer irdischen Logik. Man baut ja auch nicht ein herrliches Dach (Kronenchakra) auf ein Haus, dessen Fundament (Wurzelchakra) höchst wackelig ist. Kümmern Sie sich daher um den Aufbau Ihrer unteren Chakren, bevor Sie sich an die oberen machen. Aber ein Haus, dem das Dach fehlt, ist auch nicht wirklich gemütlich. Sie sollten daher nicht unterwegs haltmachen, sondern nach und nach alle Chakren reinigen und in Ordnung halten.

Lassen Sie sich für jedes Chakra genügend Zeit. Die Welt wurde auch nicht an einem Tag erschaffen, und zu viele Baustellen gleichzeitig zu öffnen, verwirrt nur. Behalten Sie immer das Gesamtbild im Auge – stellen Sie sich zum Beispiel bei jedem Übergang zum nächsten Chakra eine komplette Lichtdusche vor, die alle Ihre Energiezentren reinigt und aktiviert. Dann besteht ganz sicher nicht die Gefahr, dass Sie sich in der Materie verwurzeln und Ihre Ideale aus dem Blick verlieren oder „abheben" und die Notwendigkeiten vernachlässigen.

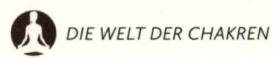

Chakren reinigen und aufbauen, öffnen und schließen

>»Das Gras wächst nicht schneller, wenn man daran zieht.«
> Afrikanisches Sprichwort

Vielleicht erscheint Ihnen der Umgang mit den Chakren im Moment noch etwas abstrakt. Doch mit jedem Augenblick, in dem Sie sich mehr auf Ihre Energiewirbel konzentrieren, wird Ihr Gespür wachsen. Mühelos werden Sie ihre Färbung und ihren Zustand wahrnehmen können. Die Farbe der einzelnen Chakren sollte klar und leuchtend zu erkennen sein. Eine trübe oder schmutzige Färbung deutet auf eine Krankheit hin oder auf die Gefahr einer solchen. Wenn die ursprüngliche Farbe lediglich mit einer anderen Farbe durchmischt ist, bedeutet dies keine Störung, sondern kann mit der persönlichen Entwicklung des Menschen zu tun haben. Zum Beispiel könnte er diese Farbe genau zu diesem Zeitpunkt für einen bestimmten Lebensbereich oder ein Organ benötigen.

Sehen Sie selbst, schauen Sie sich den Zustand Ihrer Chakren an! Es ist gar nicht schwer. Sie brauchen sich nur bequem hinzusetzen oder hinzulegen und zu entspannen. Schließen Sie die Augen. Konzentrieren Sie sich nun nacheinander auf jeden einzelnen Energiepunkt. Was nehmen Sie wahr? Wirken die Blüten offen oder geschlossen? Welche Farben sehen Sie?

In den später beschriebenen Farbmeditationen erfahren Sie, wie Sie Ihre Chakren mit Licht und Farbe aufladen können. Um Ihre Chakren in Balance zu bringen, sollten Sie sie mit ihrer ursprünglichen Farbe aufladen – ganz gleich, welche Farbe Sie vorher mit Ihrem inneren Auge wahrgenommen haben.

Vor den Meditationen gilt es jedoch, die Chakren zu reinigen. Im körperlichen Bereich ist diese Reihenfolge selbstverständlich: erst duschen, dann parfümieren. Für die nicht sichtbare Welt gilt das ebenso: erst reinigen, dann aufbauen.

Um ein Chakra zu reinigen, bitten Sie die vier Elemente zu Hilfe: Luft, Feuer, Wasser und Erde. Hatten Sie schon bewusst Kontakt zu den Elementen? Die Elemente gelten als die tragenden Säulen unserer Erde. Sie wahrzunehmen und zu würdigen, stärkt die Liebe zur Natur und zu den in ihr lebenden Wesen.

Als einziges Element ist Luft nicht sichtbar, daher wird es eher der geistigen Ebene zugeordnet als der irdischen. In seiner Wirkung ist dieses Element leicht und ungeheuer schnell. Feuer ist eine aktive Kraft, energisch und ebenfalls sehr schnell in der Entfaltung seiner Wirkung. Etwas langsamer und auch sanfter ist Wasser. Die Erde, das dichteste unter den Elementen, ist am geduldigsten und zähesten.

Am effektivsten ist es, für die Reinigung das Element um Hilfe zu bitten, das dem jeweiligen Chakra zugeordnet ist. Sie können aber durchaus auch einmal das Element wechseln, falls Ihnen ein anderes gerade sympathischer ist. Auch können Sie Ihre Chakren von allen vier Elementen nacheinander reinigen lassen, wenn Sie es besonders gründlich angehen wollen. Verlassen Sie sich auf Ihren Instinkt!

Grundsätzlich gilt, dass Sie von Ihrem ausgewählten Element alles aus dem Chakra entfernen lassen, was nicht zu ihm gehört. Lassen Sie alles Trübe und Schmutzige, alles Negative und Störende vom Feuer verbrennen, von einem Kristall der Erde aufsaugen, von einem kräftigen Wind freiblasen oder von klarem Wasser durchspülen. Wiederholen Sie dies so lange, bis Sie das Gefühl haben, dass die Farbe Ihres Chakras klar und leuchtend geworden ist. Vielleicht sehen oder spüren Sie auch, wie es sich schneller dreht. Schauen Sie zu, wie sich die Blütenblätter dieses Chakras öffnen, wie die Energie dadurch wieder fließt. Eine genaue Anleitung zur Chakrareinigung finden Sie bei den Beschreibungen der einzelnen Chakren.

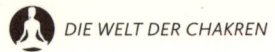

Die Chakren schließen und öffnen sich in der Regel ohne unser Zutun, offenbar ganz so, wie unsere Seele es für richtig hält, je nachdem, ob wir gerade mehr Schutz und Rückzug brauchen oder uns kraftvoll öffnen wollen. Das Schließen der Chakren ist grundsätzlich nichts Schlimmes, im Gegenteil, es ist ein natürlicher Selbstschutz. Die meisten Menschen tun schließlich herzlich wenig für ihren Auraschutz und sind somit sehr angreifbar für negative Strömungen. Da ist es sehr wichtig, dass die Seele es vermag, in einer kritischen Situation das entsprechende Chakra automatisch zu schließen und manipulative oder zerstörerische Kräfte gar nicht erst an das Innere heranzulassen.

Meditationen können diesen Rhythmus des Öffnens und Schließens durchaus beeinflussen und zudem einen wirkungsvollen Auraschutz herstellen. Erleuchtete und Heilige, so sagt man, haben stets weit geöffnete, strahlende Chakren. Sie sind wegen ihres starken Glaubens durch negative Einflüsse von außen nicht angreifbar und brauchen diesen Schutz des Zusammenziehens somit nicht mehr. Sie sind von einer strahlenden Lichthülle umgeben, die alles Böse neutralisiert.

Da die wenigsten unter uns schon so weit gediehen sind, ist dieser automatische Schutz, das zeitweilige Schließen der Chakren, also durchaus nützlich. Ständig geöffnete Chakren ohne die dazu nötige seelische Entwicklung würden uns viel zu beeinflussbar und zum Spielball der Meinungen machen. Wären die Chakren andererseits ständig geschlossen, dann würden wir uns damit auch schaden, denn ohne Kontakt nach außen würde unsere Seele verhungern. Wir können das Öffnen und Schließen der Chakren also durchaus der Weisheit unserer Seele anvertrauen.

Wir können aber auch anfangen auszuprobieren, was passiert, wenn wir hier bewusst eingreifen. Es ist ein bisschen wie beim Atmen. Das geschieht normalerweise auch automatisch, ohne unser Zutun. Wir atmen ein und aus, ohne den jeweils nächsten Atemzug bewusst zu planen. Das würde den Alltag auch ganz schön stören. Wer aber schon einmal eine Atemtechnik erlernt hat, etwa im Zusammenhang mit Yoga oder auch, weil er seine sportlichen Leistungen steigern wollte, der weiß, dass sich durch bewusstes Atmen Welten öffnen. Schon ein paar Minuten täglich bewusst zu atmen fördert Gesundheit und Wohlbefinden in erstaunlichem Maße.

Bei den Chakren ist es ähnlich: Wir können ihre Wirkungsweise fühlen lernen, den Unterschied zwischen einem offenen und einem geschlossenen Chakra erspüren. Stellen Sie sich hierzu das Bild eines Blütenkelches vor. Jeder hat schon einmal eine geöffnete und eine geschlossene Blüte gesehen – so lässt sich in der Vorstellung leicht testen, wie es ist, die Blütenblätter eines Chakras zu öffnen und wieder zu schließen. Konzentrieren Sie sich als Beispiel auf Ihr Nabelchakra (zur Erinnerung – es ist das Chakra, das etwa eine Handbreit über dem Nabel sitzt). Stellen Sie es sich als Lotosblüte vor, und denken Sie daran, wie diese Blüte ihren Kelch verschließt und dann wieder weit öffnet. Spüren Sie den Unterschied? Fühlen Sie, wie beim Schließen der Energiefluss unterbrochen wird und beim Öffnen ein kraftvoller Strom in Gang kommt?

Sollten Sie einmal das Gefühl haben, Ihre Chakren seien weitestgehend geschlossen, dann brauchen Sie sich nicht zu grämen. Vermutlich sind Sie gerade nicht besonders aufnahmefähig und brauchen Schutz und Ruhe. Das dürfen Sie sich guten Gewissens gönnen! Ziehen Sie sich für eine Weile zurück, schotten Sie sich ab, dann werden sich Ihre Chakren auch rasch wieder öffnen. Lassen Sie sie aber nicht absichtlich geschlossen, denn auf Dauer brauchen wir als Menschen die Energieverbindungen zur Erde, zum Himmel und zur Umwelt.

Sie können sich in einer Meditation um den Zustand Ihrer Chakren kümmern. Beim Reinigen öffnen Sie sie, damit alles Belastende und Verschmutzende herausfließen kann. Die Chakren zeigen anschließend ihre Farbe wieder strahlend und klar. Vielleicht drehen sie sich noch eine Spur schneller. Lassen Sie Ihre Chakren sich nach der Reinigung wieder öffnen und schließen, wie es Ihr höheres Bewusstsein für sinnvoll hält. Mit fortschreitender Entwicklung werden die Chakren immer häufiger offen sein. Sie immer wieder bewusst zu reinigen und zu klären, ist die beste Gesundheitsvorsorge. Damit lassen sich Körper, Geist und Seele harmonisieren.

Yoga, Mudra und die Chakren

>»Am ruhigen Fluss ist das Ufer voller Blumen.«
>**Asiatisches Sprichwort**

In Indien ist es seit Jahrhunderten selbstverständlich, und auch bei uns ist es nicht mehr wegzudenken: Yoga. Es ist ein alter und bewährter Weg, um inneren Frieden zu erreichen. Im Yoga lässt sich körperliche, seelische und geistige Balance gleichermaßen finden. Der Begriff Yoga stammt aus dem Sanskrit und bedeutet so viel wie „Einheit" oder „Verbundenheit".

Im Yoga gibt es viele Wege. Die bekannteste Form des Yoga ist das Hatha-Yoga, das sich vornehmlich auf die Atmung und auf körperliche Übungen konzentriert. Das spricht auch Menschen an, die sich sonst wenig oder gar nicht mit spirituellen Themen beschäftigen. Der wunderbare Effekt dabei ist: Über die Körperübungen des Yoga wird letztlich doch der Zugang zu ihrer Seele geöffnet. Eine spirituelle Entwicklung kann dadurch ihren Anfang nehmen.

Die Yogastellungen des Hatha-Yoga harmonisieren den Energiefluss im Körper. Die Lehre der Chakren gehört zum Yoga dazu wie das ABC zur Sprache. Alle Yoga-Übungen wirken immer auch auf die Chakren. Eine wesentliche Grundlage beim Yoga ist die Atmung. Wechselatmung und Schnellatmung zählen in der Hauptsache dazu. Am einfachsten zu erlernen ist jedoch die *volle Yoga-Atmung.*

Dazu atmen Sie langsam und tief ein, zunächst in den Bauch, sodass sich die Bauchdecke hebt, dann in die Lungen, bis in die Lungenspitzen, die sich an den oberen Rippen befinden, damit der gesamte Brustkorb geweitet ist. Ebenso langsam und vollständig lassen Sie dann die Luft

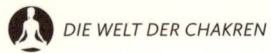

wieder aus den Lungen fließen. Halten Sie die Luft zwischen dem Einatmen und Ausatmen nicht an, sondern lassen Sie Ihre Atmung fließen. Machen Sie drei lange tiefe Atemzüge hintereinander. Sie können sich dabei noch vorstellen, dass Sie Energie und Lebenskraft einatmen und alles Belastende ausatmen.

Diese Yoga-Atmung können Sie immer praktizieren, wenn Sie in Stress geraten sind oder wenn Ihnen etwas Wichtiges bevorsteht, natürlich auch, bevor Sie eine Yogaübung machen und vor einer Meditation. Diese Atmung ist ein perfekter Einstieg, der Ihr gesamtes System beruhigt und mit Energie erfüllt.

Eine der wichtigsten Übungsfolgen bei den Yogastellungen ist der „Sonnengruß". Er spricht alle Chakren gleichermaßen an. Der Sonnengruß ist ein Bewegungsablauf, bei dem zwölf einzelne Yogastellungen harmonisch ineinander übergehen. Hunderte von Muskeln werden dabei gedehnt, der gesamte Körper wird durch diese Übung erwärmt.

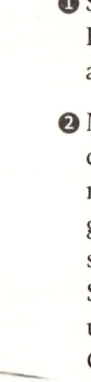

❶ Sie stehen aufrecht und gerade, die Hände vor der Brust gefaltet. Sie atmen aus.

❷ Mit dem Einatmen strecken Sie die Arme seitlich neben dem Kopf nach oben aus. Die Hände bleiben gefaltet. Nacken und Schultern sind entspannt. Dann verlagern Sie das Gewicht auf die Fersen und dehnen den gestreckten Oberkörper etwas nach hinten. Der Blick richtet sich nach oben.

❸ Beim Ausatmen beugen Sie sich aus der Hüfte heraus nach vorn. Klappen Sie so weit nach unten, bis der Oberkörper an den Beinen anliegt. Die Handflächen liegen im Idealfall flach auf dem Boden, seitlich neben den Füßen. Finger und Zehen bilden eine Linie und zeigen nach vorn.

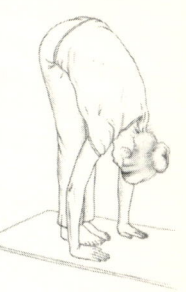

❹ Beim Einatmen strecken Sie das rechte Bein nach hinten, und legen es auf dem Boden ab. Das linke Knie wird dabei angewinkelt. Der Oberkörper ist aufgerichtet und aus der Taille heraus leicht nach hinten gedehnt. Die Arme sind gestreckt, die Hände ruhen flach auf dem Boden.

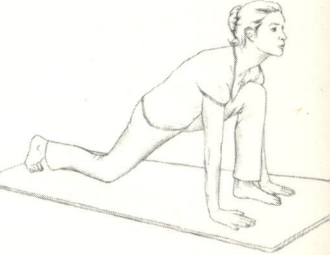

❺ Halten Sie den Atem an, während Sie die Zehen des rechten Beines aufstellen und das Knie vom Boden abheben. Nun bringen Sie auch das linke Bein gestreckt nach hinten. Die Arme sind gestreckt, die Hände bleiben flach auf dem Boden. Der gesamte Körper bildet von den Fersen bis zum Kopf eine gerade Linie und wird nur von Zehen und Händen getragen.

❻ Beim Ausatmen legen Sie zuerst beide Knie auf dem Boden ab, dann auch Brust und Kinn. Das Becken ist etwas angehoben. Die Ellbogen sind abgewinkelt. Die Handflächen liegen seitlich neben dem Brustkorb flach auf dem Boden.

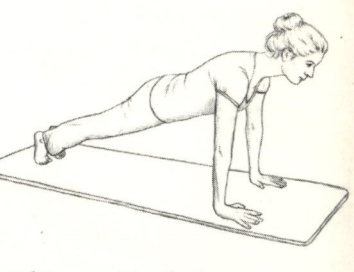

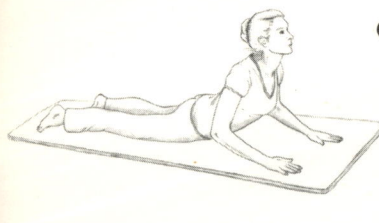

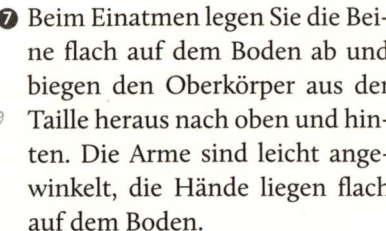

❼ Beim Einatmen legen Sie die Beine flach auf dem Boden ab und biegen den Oberkörper aus der Taille heraus nach oben und hinten. Die Arme sind leicht angewinkelt, die Hände liegen flach auf dem Boden.

❽ Beim Ausatmen stellen Sie die Füße flach auf den Boden und heben das Gesäß vom Boden ab. Bringen Sie es mit gestreckten Beinen so weit wie möglich nach oben. Oberkörper und Arme sind ebenfalls gestreckt, die Hände liegen flach auf dem Boden.

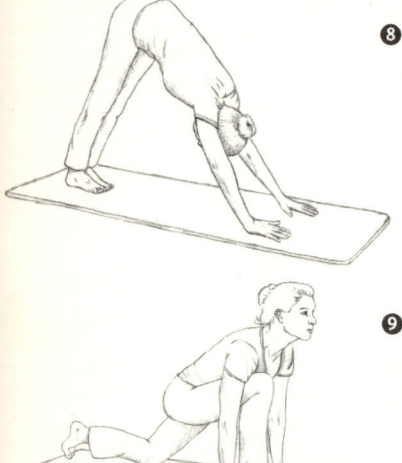

❾ Beim Einatmen machen Sie mit dem rechten Bein einen weiten Schritt nach vorn und stellen es mit angewinkeltem Knie zwischen den Händen ab. Das linke Bein liegt gestreckt nach hinten auf dem Boden. Der Oberkörper ist aufgerichtet und aus der Taille heraus leicht nach hinten gedehnt. Die Arme sind gestreckt, die Hände ruhen flach auf dem Boden.

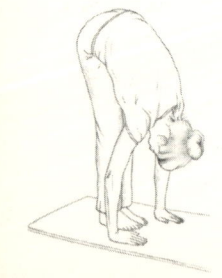

❿ Beim Ausatmen ziehen Sie das linke Bein nach vorn, sodass beide Füße nebeneinander stehen und die Beine senkrecht stehen. Dabei klappen Sie den Oberkörper so weit nach vorn, dass er an den Beinen anliegt.

Die Hände liegen im Idealfall flach auf dem Boden, seitlich neben den Füßen. Finger und Zehen bilden eine Linie und zeigen nach vorn.

⑪ Beim Einatmen strecken Sie Arme und Oberkörper aus der Hüfte heraus zunächst nach vorn und dann nach oben. Strecken Sie die Arme seitlich neben dem Kopf nach oben aus. Die Hände bleiben gefaltet. Nacken und Schultern sind entspannt. Dann verlagern Sie das Gewicht auf die Fersen und dehnen den Oberkörper leicht nach hinten. Der Blick richtet sich nach oben.

⑫ Beim Ausatmen senken Sie die Arme, die Hände vor der Brust gefaltet. Ihre Haltung ist gerade und entspannt. Wenn Sie mögen, können Sie die Übung nun wiederholen.

Daneben gibt es eine Reihe von Yogastellungen, die gezielt die einzelnen Chakren öffnen und in Schwung bringen. Sie sind bei den jeweiligen Chakren beschrieben.

Wer bereits Yoga macht, wird keine Schwierigkeiten haben, die Übungen auszuführen. Neueinsteiger sollten allerdings besser Yogastunden nehmen, damit sich keine Haltungsfehler einschleichen. Denn Yogaübungen müssen sehr exakt ausgeführt werden, damit sie gut wirken. Dann aber sind sie ein echtes Geschenk. Sie halten den Körper beweglich und kräftigen ihn. Diese Flexibilität und gleichzeitige Standfestigkeit wirken in Geist und Seele weiter und bringen das gesamte System in Harmonie.

Nach jeder Yogaübung gilt es, sich zu entspannen. Sich ausgestreckt auf den Rücken zu legen und die Atmung fließen zu lassen, genügt dabei schon. Die Entspannung ist fast genauso wichtig wie die Übung selbst. Dadurch lässt sich ganz nebenbei auch das Bewusstsein trainieren, dass Entspannung nach jeder Anstrengung wichtig ist und dazugehört, will man gesund bleiben. Nicht zu vergessen: Lächeln Sie, während Sie Yoga machen. Das Lächeln signalisiert Ihrem Körper, dass Yoga nichts Anstrengendes ist, sondern etwas sehr Wohltuendes und Schönes. Auch diese Erfahrung lässt sich auf andere Lebensbereiche übertragen!

Eine besondere Art des Yoga ist die „Mudra", das Fingeryoga. Eine Mudra ist eine symbolische Geste, die mit Händen und Fingern ausgeführt wird. Zahlreiche Nervenbahnen und Energielinien durchziehen unseren Körper und werden in den Füßen und Händen immer feiner und empfindsamer. Daher wirkt auch eine Fußreflexzonenmassage so intensiv, und daher ist das Gefühl für Schwingungen in den Händen besonders stark ausgeprägt. So ist es kein Wunder, dass eine konzentrierte Haltung der Hände und Finger jeweils eine andere Energie anspricht. Mudras beeinflussen den gesamten Organismus.

Mit einer Mudra, also mit einer ganz bestimmten Handhaltung, lässt sich der Energiefluss im Körper aktivieren, blockierte Energien können gelöst werden – das wiederum ist genau wie beim Yoga. Das Sanskrit-Wort „Mudra" weist auf ein Siegel, ein Zeichen hin und bedeutet „das, was Freude bringt".

Wer dauerhaft oder vorübergehend bewegungseingeschränkt ist, für den sind Mudras sowieso eine perfekte Alternative zu Yoga. Aber auch für alle anderen sind sie interessant. Denn das Besondere bei den Mudras ist, sie lassen sich ohne großen Zeitaufwand einfach mal zwischendurch ausführen – bei Wartezeiten, auf Bahnfahrten oder in einer Arbeitspause. Man braucht dazu keinen extra Platz, braucht nicht den Ort zu verändern, ja, man muss sich nicht einmal umziehen. Bequeme Kleidung, ein ungestörter Ort und eine Matte als Unterlage sind bei Yoga noch wichtig, doch eine Mudra geht immer und überall.

Natürlich ist es wunderbar, sich für eine Mudra Zeit zu nehmen und die Handhaltung in einer Meditation ganz ruhig und bewusst auszuführen. Doch die Mudras lassen sich auch zwischendurch anwenden, in einer Krisensituation, wenn man einer heftigen Kritik ausgesetzt ist oder weil es gilt, eine Entscheidung zu treffen, ohne darauf vorbereitet zu sein. Mudras führen schnell wieder in die eigene Mitte. Ängste verschwinden. Ruhe und Harmonie strömen herein.

Bei den nachfolgenden Beschreibungen der einzelnen Chakren finden Sie jeweils dazu passende Yogastellungen und Mudras. Eine Ergänzung dazu bilden die „heilenden Sätze". Sie können diese Sätze während einer Übung gedanklich wiederholen. Sie können einen oder mehrere dieser heilenden Sätze auch notieren und sie so platzieren, dass Sie diese vor Augen haben. So werden Sie auch während Ihrer Alltagsbeschäftigungen und bei der Arbeit immer wieder daran erinnert und können die Botschaften ins Unterbewusstsein sacken lassen, von wo aus sie ihre wohltuende und heilende Kraft entfalten.

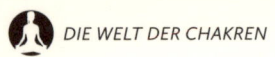

Chakren und Farben können heilen

»Wer sein Ziel kennt, findet den Weg.« **Laotse**

Haben Sie Schwierigkeiten, Ihre Meinung zu äußern, Ihren Willen durchzusetzen? Unterdrücken Sie lieber Ihre Impulse, als direkt die Dinge anzusprechen, die Sie stören? Dann ist es Ihr erstes Chakra, das Sie aufbauen sollten beziehungsweise die Farbe Rot, die Sie stärker in Ihren Alltag integrieren sollten.

Fühlen Sie sich leicht ausgenutzt, hegen Sie gegen etliche Menschen einen Groll im Herzen, tun Sie sich schwer damit, anderen zu helfen oder Fehler zu verzeihen? Dann ist es das Herzchakra, das nach Heilung ruft beziehungsweise ein schönes Grün, das Ihnen fehlt.

Vielleicht glauben Sie auch, zu sehr mit dem Irdischen verbunden zu sein? Wünschen Sie sich zwar mehr spirituelles Bewusstsein, bleiben aber bei der Umsetzung doch immer wieder in Alltagszwängen hängen und verschieben die höhere Entwicklung seufzend auf später? Dann brauchen Sie Unterstützung für Ihr Kronenchakra, zum Beispiel die Farbe Violett.

Sie sehen: Chakren und Farben sind ein spannendes Thema. Sich mit ihrer jeweiligen Bedeutung auseinanderzusetzen, wird Ihnen einen klaren Blick auf die Bereiche geben, die in Ihrem Leben gefördert werden wollen. Machen Sie sich also zunächst einmal bewusst, was Ihnen zurzeit besonders fehlt, und zu welcher Kraft Sie gerne den Zugang verstärken möchten.

Die Verbindung der unterschiedlichen Ebenen ist auch hier der Schlüssel zum Verständnis. Denn wenn Sie in dem einen Bereich eine bestimmte Qualität oder Eigenschaft vermissen, können Sie über eine andere Ebene desselben Bereichs den Zugang zu diesen finden. So können Sie zum Beispiel eine Weile verstärkt darauf achten, dass Sie sich in der diesem Chakra zugehörigen Farbe kleiden, sich mit Licht dieser Farbe umgeben oder sich ein Badewasser in dieser Farbe bereiten. Oftmals ist aber ein besonderer Schub notwendig, um eine verkorkste Situation ins Fließen zu bringen. Diesen Anstoß geben Sie sich, indem Sie durch eine Farbmeditation Ihre Seele erst einmal vollständig in die fehlende Energie einhüllen. Äußerliche Zeichen können dann noch folgen, um das innere Bild zu halten und zu verstärken.

Schulen Sie auch im täglichen Leben Ihren Blick für die Farben, die den Chakren zugeordnet werden. Achten Sie einmal darauf, wie häufig sie in Ihrer Umgebung auftauchen – oder wo sie fehlen. Gerade wenn eine Farbe für einen bestimmten Zweck bevorzugt verwendet wird, hat sie fast immer mit der Kraft des zugehörigen Chakras zu tun. Das gilt auch, wenn den „Anwendern" die Bedeutung der Farben und Chakren nicht oder nicht mehr geläufig ist.

So ist es vermutlich kein Zufall, dass – zumindest früher – neugeborene Jungen in Hellblau und Mädchen in Rosa gekleidet wurden. Dem Hellblau, neben Türkis die Farbe des Halschakras, wird nachgesagt, es mache Mut und sorge dafür, dass man die eigene Meinung kreativ äußere. Das war für Jungen gewünscht. Rosa dagegen, neben Grün die Farbe des Herzchakras, verkörpert Zartgefühl und stärkt die Herzensliebe – Eigenschaften, die für Mädchen als wichtig erachtet wurden. Beide Aspekte sind aber bedeutsam, egal ob Junge oder Mädchen, ob Mann oder Frau. Der Brauch, Babys bestimmte Farben anzuziehen, hat sich inzwischen weitestgehend geändert. Gut, nicht wahr?

Sogar traditionelle Symbole lassen sich mit den Chakren verbinden. Denken Sie nur an die Königskrone – wie verwandt ist allein schon der Begriff „Kronenchakra"! Ganz klar, eine Krone aktiviert das oberste Chakra. Gold und Edelsteine, die in eine Königskrone eingearbeitet sind, regen es noch stärker an. Wir können davon ausgehen, dass die Menschen früher ganz gut wussten, was sie taten. Wenn sie einem Herrscher eine Krone aufsetzten, dann nicht, weil es ihn schöner machte, sondern, weil ihm die Eingebungen von oben dabei helfen sollten, sein Volk weise zu regieren. Dass dies nicht immer gelang, lag an der Umsetzung. Was hilft schon ein geöffnetes Kronenchakra, wenn das Herz verschlossen ist? Aktivieren Sie deshalb alle Ihre Chakren, um nicht in dieselbe Falle zu laufen. Beginnen Sie unten, bei der Basis, dem Fundament – eben beim Wurzelchakra.

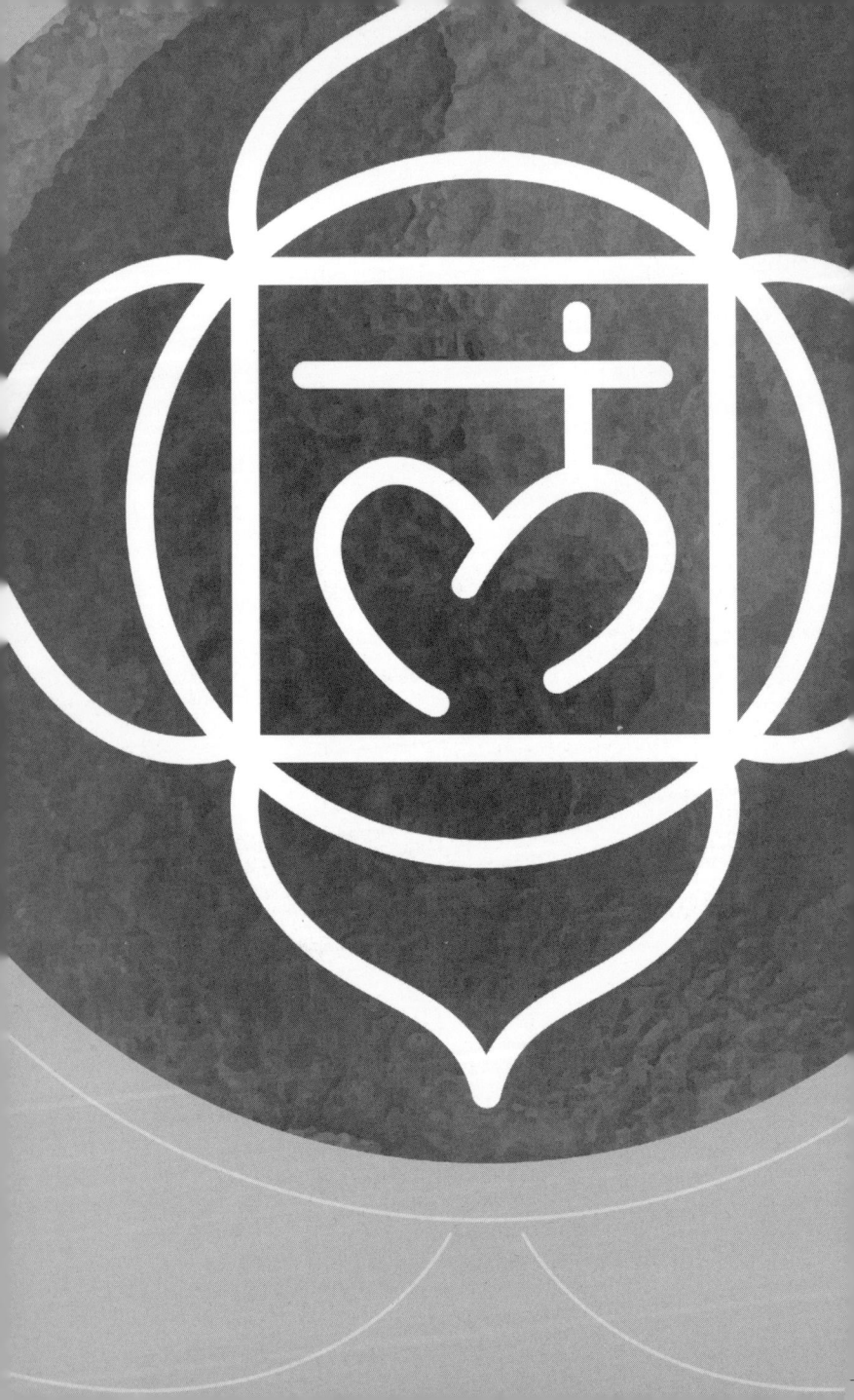

DAS
WURZEL-
CHAKRA

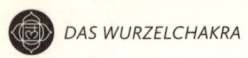

Das Wurzelchakra –
die Verbindung zur Erde

> *»Tu deinem Leib etwas Gutes, damit deine Seele
> Lust hat, darin zu wohnen.«* Teresa von Avila

Haben Sie eigentlich Wurzeln? Starke Wurzeln, die Ihnen Halt geben in allen Stürmen des Lebens? Oder neigen Sie dazu, beim leisesten Windhauch zu schwanken? Haben Zweifel und Ängste bei Ihnen ein leichtes Spiel? All dies hat mit dem ersten Chakra zu tun, dem Wurzelchakra. Es ermöglicht uns die Verbindung zur Kraft der Erde. Dieses Chakra sitzt am Beckenboden, genau zwischen Anus und Genitalien, und strahlt nach unten ab. Von hier aus können wir mit der Kraft der Imagination kräftige Wurzeln tief in die Erde hineinwachsen lassen. Probieren Sie es gleich aus, noch bevor Sie weiterlesen. Dieses Bild wirkt umgehend, nicht wahr? Schon allein die Vorstellung, mit der Erde verwurzelt zu sein, gibt augenblicklich Ruhe und Sicherheit.

Erinnern Sie sich an die Sanskrit-Bezeichnung für dieses Chakra: „Muladhara". „Mula" bedeutet „Wurzel", „Adhara" heißt so viel wie „Stütze". Besser könnte man seine Wirkung kaum zusammenfassen, denn dem Wurzelchakra sind der Selbsterhaltungstrieb sowie der Lebenswille zugeordnet. Es steht für die Instinkte, die das Überleben sichern, aber auch für Durchsetzungskraft, Stabilität und Urvertrauen.

Wem die astrologische Denkweise geläufig ist, der wird in der Zusammenstellung der Wirkungsweise des Wurzelchakras unschwer Mars wiedererkennen. Mars sowie seine „höhere Oktave" Pluto haben mit dieser urwüchsigen Energie des ersten Chakras zu tun. Sie stehen für Triebe und

Urbedürfnisse eines Menschen, und die ihnen zugeordnete Farbe ist Rot, genau wie die des Wurzelchakras. Die Aufgabe dieses Chakras ist es, das körperliche Leben zu erhalten. Es dient damit der Erhaltung unserer physischen Existenz. Das Bedürfnis nach Essen, Trinken und Schlafen gehört genauso dazu wie der Trieb zur Fortpflanzung und die Fähigkeit, sich um die eigene Sicherheit zu kümmern. Ein wenig spielen auch die Kräfte des Saturns mit hinein. Dieser Planet steht in der Astrologie für Rückgrat, Ehrlichkeit, Widerstandskraft, Ausdauer und Stabilität.

Die Chakren sind im körperlichen Bereich mit den Hormondrüsen verbunden. Zum Wurzelchakra gehören die Nebennieren. Sie steuern den Mineralstoff- und Zuckerhaushalt im Körper, außerdem die Ausschüttung von Kortison und Adrenalin – grundlegend wichtige Hormone. Adrenalin ist das Stresshormon, es erhöht den Blutdruck und macht uns kampfbereit. Kortison senkt das Schmerzempfinden und hilft bei der Heilung von Entzündungen. Arbeiten die Nebennieren nicht richtig, so können Knochen- und Muskelabbau die Folge sein, es kann auch zu Bluthochdruck beziehungsweise Ermüdungserscheinungen kommen.

Da Sie nun um diese Zusammenhänge wissen, ahnen Sie sicherlich schon, dass bei einer mangelhaften Tätigkeit der Nebennieren auch das erste Chakra nicht besonders gut funktioniert, das gilt auch für den umgekehrten Fall. Wir können dann weder besonders gut kämpfen – auch der Alltag in unserem Jahrhundert erfordert auf seine Weise Kämpfe – noch können wir Verletzungen heilen. Die Triebe, die uns das Überleben sichern sollen, sind eingeschlafen.

In der Übersteigerung werden diese Triebe nicht mehr beherrschbar. Das führt zu Selbstsucht und Gewalt. Heftige Wutausbrüche, die auch Zerstörung in Kauf nehmen, sind

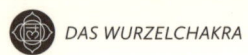

die Folge. Gerade diese übersteigerte Triebhaftigkeit ist es, die von Menschen abgelehnt wird, die sich um die Weiterentwicklung ihrer Seele kümmern. Sie wollen schließlich über dieses Verhalten hinauswachsen. Der Versuch ist lobenswert, er wird jedoch nur gelingen, wenn die Grundbedürfnisse auch anerkannt und gelebt werden.

Ein blockiertes Wurzelchakra

Was geschieht nun, wenn das Wurzelchakra blockiert ist, und damit die Kraft und der Lebenswille gehemmt sind? Man kann sich unschwer vorstellen, wie das Leben eines Menschen, bei dem dies der Fall ist, aussieht: Ängste und Depressionen statt Mut und Lebensfreude. Misstrauen statt Vertrauen. Psychische Anfälligkeit statt Stabilität und Selbstsicherheit. Stressempfindlichkeit und Wutanfälle statt Gelassenheit und Durchhaltevermögen.

Im körperlichen Bereich sind die Auswirkungen nicht viel besser. Hier bringt ein gestörtes Wurzelchakra ständiges Kränkeln statt Vitalität, Verstopfung oder Durchfall statt gesunde Verdauung. Es führt zu Ischias, Kreuzschmerzen und Zahnproblemen statt zu stabilen Knochen und gesunden Zähnen, zu Allergien statt zu gesunder Abwehrkraft.

Das alles ist nicht sehr attraktiv, oder? Und doch sind es gerade in unserer scheinbar so hoch entwickelten Gesellschaft genau diese Probleme, die uns so oft leiden lassen. Uns fehlt die Verwurzelung, die Verbindung zur Erde! Was bringt es, sich in hochgeistigen Gefilden auszukennen oder auch in die schönsten Meditationen zu versinken, wenn die Übertragung auf das Erdendasein fehlt? Denken Sie an den Vergleich mit dem Haus: Bei einem Gebäude, das kein tragfähiges Fundament aufweist, braucht es nicht viel, um es zum Einsturz zu bringen.

Wer sich bewusst gemacht hat, wie grundlegend wichtig allein das Wurzelchakra für unsere Existenz ist, der wird viel dafür tun, um es aufzubauen. Das wird natürlich nur Schritt für Schritt gehen. Vor allem, wenn ein Chakra sehr stark blockiert ist, sollte man den Schutzwall nicht urplötzlich einreißen. Er war schließlich als Schutz gedacht, wenn auch die Absicht dahinter fehlgeschlagen ist.

Fangen Sie mit dem Aufbau des Chakras behutsam an. Machen Sie immer nur so viel, wie es Ihre Kraft und Ihr Vertrauen zulassen. Die Lebenslust und Lebensfreude werden beim Aufbau dieses Chakras sowieso mitwachsen, und dann werden Sie automatisch mehr tun wollen, um es in Ordnung zu halten.

Das Wurzelchakra reinigen

Der erste Schritt zur Aktivierung Ihres Wurzelchakras ist die Reinigung. Das gelingt am besten bei einer kleinen Meditation.

Sorgen Sie für Ruhe, setzen Sie sich bequem hin. Den Alltag mit seinen Aufgaben und Sorgen lassen Sie hinter sich. Zentrieren Sie sich durch einige tiefe Atemzüge. Wählen Sie für das Reinigen am besten das zugehörige Element Erde. Es wirkt besonders kraftvoll auf dieses erste Chakra. Nehmen Sie nun Kontakt zu Ihrem Wurzelchakra auf. Fühlen Sie sich hinein, erspüren Sie seine Farbe und seinen Zustand. Dreht es sich langsam oder schnell? Wirkt es klar oder trüb? Erinnern Sie sich daran, dass die Chakren mit Lotosblüten verglichen werden. Das erste Chakra gleicht einer vierblättrigen Lotosblüte. Wenn es blockiert ist, wirkt es wie eine geschlossene Blüte. Seine Rotation ist in diesem Fall sehr langsam, und seine Farbe hat etwas unangenehm Schmutziges.

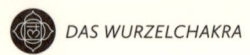

Stellen Sie sich dann einen Kristall vor, eine Bergkristall-spitze. Tief in der Erde ist er entstanden, sein Licht und seine Klarheit sind erfüllt mit dem Element Erde.

Mit diesem Kristall berühren Sie in Ihrer Vorstellung Ihr Wurzelchakra. Lassen Sie alles Belastende, alles Negative, alles Störende, alles Schmutzige von Ihrer Kristallspitze aufsaugen. Verweilen Sie so lange bei dieser Vorstellung, bis Ihr Chakra in leuchtendem Rot erstrahlt. Alle Blocka-den, Ängste und Schmerzen können herausfließen, in den Kristall hinein und damit in die ewig liebende Mutter Erde, die sie umwandelt. Den Kristall geben Sie mit großem Dank zurück an die Erde. Sie dürfen von der Energie der Erde nehmen, können ihre Festigkeit, Verlässlichkeit und Kraft in Ihrem ersten Chakra spüren. Spüren Sie, wie Ihr Wurzelchakra in leuchtendem Rubinrot erstrahlt.

Rot – die Farbe der Kraft

Rot ist die wichtigste Farbe für das erste Chakra. Gleichzeitig ist es die äußerste Farbe des Regenbogens. Auch wenn sich die Farben der Chakren zuweilen ändern können, bleibt ein klares, leuchtendes Rot immer die Hauptfarbe für das Wur-zelchakra. Das gilt ganz besonders dann, wenn das Chakra bewusst aufgebaut und aktiviert wird.

Ob es um den „roten Teppich" geht, auf dem Würdenträ-ger schreiten, um das „rote Tuch", das ein ungeliebter Zeit-genosse sein kann, um die „roten Zahlen", die keine Firma schreiben will, oder um den besonderen Tag, den man im Ka-lender „rot anstreicht", weil man an diesem Datum eine rote Rose geschenkt bekommen hat – die Farbe Rot durchzieht unsere Sprache wie ein „roter Faden". Sollten wir ihn jemals verlieren, können wir ja immer noch „rot werden"...

Abgesehen von den unzähligen Wortspielen, hat es mit Rot eine besondere Bewandtnis. Mehr als jede andere Farbe steht sie für das Leben selbst. Feuer und Hitze, Kampf und Gefahr, Lebenskraft und Lebenssaft, Wut und Zorn, Liebe und Leidenschaft – all dies bringt das Blut in Wallung, beschleunigt den Pulsschlag, erhöht die Körpertemperatur und wird mit Rot assoziiert. Im Altindischen gibt es nur ein Wort für „rot" und „blutig", nämlich „rudhirá-h".

Wie keine andere Farbe treibt uns Rot zum Tun an, es bringt auch den zögerlichsten und müdesten Gesellen in die Gänge. Darauf weist schon die Zuordnung von Rot zum Planeten Mars hin, der in der Astrologie die Aktivität verkörpert, der für Draufgänger und Abenteurer steht. Leben und Sterben, Hass und Liebe gehören gleichermaßen zu Mars wie zu Rot. Ein sehr tiefes Rot wird Pluto zugeordnet. Beide Planeten fördern Leidenschaft, Tatkraft, Instinkte und Begeisterungsfähigkeit. Rot als Farbe des Wurzelchakras verbindet uns mit der stofflichen, also der irdisch greifbaren Welt. Es lässt uns im Hier und Jetzt sein.

Da Rot die Aktivität überaus stark anregt, unterstützt es unsere Handlungen in konkreten Situationen. Rot ist bahnbrechend, es bringt Schwung in den Tag! Eine gute Farbe also für alle ängstlichen Gemüter, für zaudernde und übervorsichtige Menschen. Antriebslosigkeit, Depression und Müdigkeit kann mit einer rot gestalteten Umgebung oder mit roter Kleidung bestens entgegengewirkt werden.

Rot ist die Farbe des Feuers, der Begeisterung. Ein rotes Schlafzimmer lässt Sie nur schwer zur Ruhe kommen, es stimuliert allerdings die Sinnlichkeit. Im Esszimmer regt diese Farbe den Appetit an, im Wohnraum die Unternehmungslust. Es verbreitet Wärme, Liebe und Leidenschaft. Zu viel Rot aber kann zappelig, aggressiv und ärgerlich machen.

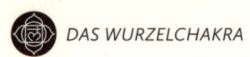

Rot ist aber nicht gleich Rot. Bleiben Sie mit Ihren Gedanken noch einen Moment bei dieser Farbe, und lassen Sie die unterschiedlichen Wirkungen von Kirschrot, Mohnrot, Zinnoberrot, Blutrot und Rubinrot auf der Zunge zergehen!

Schnell wird klar: Wer dringend Schubkraft und Antrieb braucht, wer zu oft in Trägheit und Lustlosigkeit versinkt, dem wird Rot guttun. Durchsetzungsschwache Menschen können ihrer Zögerlichkeit mit Rot auf die Sprünge helfen. Diese Farbe verkörpert, wie gesagt, das Leben selbst, sie gibt Kraft und Lust zum Tun. Wer ihre Qualitäten besonders stark vermisst, könnte sogar seine Wände rot streichen. Oder erst einmal den vorsichtigeren Weg gehen und sich in rote Kleidung oder in eine rote Decke hüllen. Schon beim Gedanken daran erhöht sich die Körpertemperatur. Gerade wer leicht friert, wird sich mit roter Kleidung wirklich etwas Gutes tun. Ein müde gewordenes Sexualleben kommt mit roter Unterwäsche wieder in Schwung. Für manche gilt rote Wäsche immer noch als etwas anrüchig, und sie greifen lieber zu unschuldigem Weiß oder zu modernem Schwarz. Allerdings ist Schwarz eine Farbe des Saturns und wirkt daher genauso wie Saturn selbst – es bremst uns aus und hemmt uns. Man muss eben wissen, was man will.

Leuchtendes Rot fällt auf, es lässt uns präsent erscheinen. Dadurch ist es auch eine Farbe der Macht. Im alten Rom zum Beispiel durfte nur der Kaiser rote Gewänder tragen. Auch in den König- und Kaiserreichen Mitteleuropas war ein reines Rot lange Zeit dem Adel und den Kardinälen vorbehalten. Welche Energie sollte dem Volk damit verwehrt bleiben? Sollte vielleicht ihre Handlungsfähigkeit eingeschränkt werden? Oder ihr Selbstbewusstsein?

Lust, Sexualität und Leidenschaft sollten kanalisiert werden, um die Untergebenen in überschaubarer Ordnung zu halten. Daher wurde Rot dem Volk verboten. Frauen mit roten Haaren wurden sogar verbrannt. Die unbändigen Kräfte, die Rot freisetzt, sind in der Tat nicht leicht unter Kontrolle zu bringen. Schwer kontrollierbare Leidenschaften jedoch sind gefährlich. Was lag näher, als den Bann der Sünde daraufzulegen?

Sich Tugenden wie Geduld und Ausdauer anzueignen, war in der griechischen und der römischen Mythologie die Aufgabe des Kriegsgottes (Ares beziehungsweise Mars). An Mut und Kraft fehlte es ihm nicht, jedoch an Beständigkeit. »Was, das geht nicht? Dann eben mit Gewalt ...«, so wird Mars beschrieben, so wirkt auch Rot auf uns – ungestüm, heftig, gewaltig eben. In dieselbe Richtung gehen die Zuordnungen des Pluto, der das dunkle Rot symbolisiert. Pluto, der Herr der Unterwelt, steht in der Astrologie unter anderem für die unbewussten Triebe.

Gefahr, Alarm, Verbot – die Farbe Rot betont es. Was verboten ist, hat genau deswegen einen besonderen Reiz. Dies ist auch Grund dafür, warum die „verbotenen" Gemächer der Bordelle ihre Kunden mit roter Beleuchtung locken. Nebenbei wird hier natürlich die Signalwirkung dieser Farbe genutzt sowie deren aktivierende Wirkung auf die Triebkraft.

Heutzutage darf sich jeder anziehen, wie er will, und trotzdem sieht man rot gekleidete Leute eher selten, schwarz, grau, beige oder blau gekleidete hingegen bedeutend häufiger. Klares Rot ist eben sehr auffällig und wird für den Alltag oft als zu grell, zu aufdringlich und daher als unpassend empfunden.

Die Farbe Rot kann den Körper sogar richtig zum Glühen bringen. Schon im Mittelalter hieß es, man solle bei einer Erkältung rote Bettwäsche benutzen. Das solle die Erhitzung des Körpers fördern und damit seine Selbstheilungskräfte aktivieren. Ähnlich sind auch die Empfehlungen der modernen Heilkundler: Fieber nicht unterdrücken, sondern zulassen, denn durch die Körperhitze werden Erreger abgetötet und die

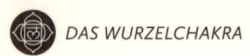

Krankheit kann schneller ausheilen. Nur wenn sich das Fieber nicht legen will oder bis zu einem gefährlichen Grad ansteigt, gilt es, für kühlende Maßnahmen zu sorgen.

Noch intensiver wirkt rotes Licht: Wenn wieder einmal graue und trübe Tage kommen, kann eine Infrarotbestrahlung Wunder wirken. Dabei spielt es keine Rolle, ob Sie sich körperlich mies fühlen oder seelisch unterkühlt – das rote Licht wird Ihren Körper und Ihr Herz erwärmen!

Manche Menschen scheuen vor Rot zurück. Es ist ihnen zu nah, zu direkt, zu körperlich, zu heiß. In der Tat – wo etwas los ist, da ist Rot im Spiel. Das kann auch mal zu viel des Guten werden. Wer sich fürchterlich aufregt, sieht irgendwann einfach rot. Bis zu einer Kurzschlusshandlung dauert es dann nur noch Sekunden. Der Körper ist bereit zum Sprung, jede Faser ist auf Angriff eingestellt – eine höchst alarmierende Stufe. Hier noch die Kurve zu kriegen und die Angelegenheit friedlich oder humorvoll zu regeln, ist extrem schwierig.

Ungestümes Verhalten, überschäumende Leidenschaft und blindwütige Aggressivität zu meistern, gehörte, wie wir jetzt wissen, zu den Aufgaben des Kriegsgottes Mars. Er hatte gut damit zu tun – es muss also auch für uns keine Schande sein, wenn das nicht jedes Mal gelingt. Gleichwohl sollten wir es immer und immer wieder üben. Sich von den Gefahren die Freude am Rot vermiesen zu lassen, wäre schade. Das wäre ganz so, als würde man, nur weil es auch zerstören kann, auf Feuer verzichten. Mars und Rot haben so viele starke Aspekte! Auch Pluto, der andere Planet, der mit Urkraft und Rot in Verbindung gebracht wird, hat eine Besonderheit: Neben Triebstärke steht er auch für Regenerationsfähigkeit. Wie Phönix aus der Asche kann man sich mit Pluto aus einem Tief erheben. Möchten Sie Rot kennenlernen? Probieren Sie eine Meditation in Rot!

Die rote Meditation – für Energie und Mut

Lassen Sie sich von den Qualitäten der Farbe Rot anlocken. Entscheiden Sie sich für Rot und damit für die Stabilisierung Ihres Wurzelchakras. Rot kann Sie unterstützen, wenn Sie vieles wollen, es aber häufig nicht umsetzen, wenn Sie zwar Ideen haben, sich aber nicht trauen, zu diesen zu stehen und sie auch gegen Widerstände durchzusetzen. Ein starkes erstes Chakra kann Ihnen helfen, wenn Sie es nicht schaffen, Ihren Willen klar und bestimmt zu äußern, wenn Sie Angst vor Verwurzelung haben, vor Schmerzen, vor Bindungen, vor Trennungen, und wenn Sie von Ängsten geplagt werden. In diesen Fällen ist Rot die beste Farbe. Rot gibt Ihnen Mut und Kraft, stärkt Ihr Zielbewusstsein und Ihre Durchsetzungsfähigkeit.

Vergegenwärtigen Sie sich: In der Auflistung aller Chakren im Kapitel „Die sieben Hauptchakren" ist beim Wurzelchakra als Sinneswahrnehmung das Riechen aufgeführt. Den Geruchssinn sollten Sie bei dieser Meditation also besonders unterstützen. Sehr wirkungsvoll ist es daher, sich dazu Räucherstäbchen anzuzünden oder ein Duftlämpchen. Wählen Sie intensive, würzige, erdige Düfte wie die von Rosmarin und Zeder.

🧘 Suchen Sie sich einen ruhigen Raum. Für etwa eine Viertelstunde sollten Sie völlig ungestört sein, auch das Telefon darf nicht klingeln. Kommen Sie innerlich zur Ruhe, lösen Sie sich von Ihrem Alltag, schieben Sie alle Sorgen beiseite. Legen oder setzen Sie sich bequem hin, machen Sie ein paar tiefe Atemzüge, und entspannen Sie sich.

Nehmen Sie über die Fußsohlen Ihre Verbindung zur Erde wahr und stärken Sie über den Kopf Ihre Lichtverbindung zum Himmel. Atmen Sie tief und langsam.

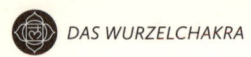

Wenden Sie nun Ihre Aufmerksamkeit der Farbe Rot zu. Freuen Sie sich auf Rot, freuen Sie sich darauf, Rot mit allen Sinnen zu erfahren, Rot zu sehen, Rot zu hören, Rot zu riechen, Rot zu schmecken und Rot zu fühlen.

Stellen Sie sich die Farbe Rot vor. Verbinden Sie diese Farbe mit Ihrem Wurzelchakra und dem Begriff Energie. Seien Sie bereit, Rot mit allen Sinnen aufzunehmen. Lassen Sie sich von den folgenden Sinneswahrnehmungen inspirieren.

Rot sehen

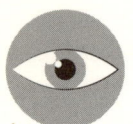 Sehen Sie sich in rote, glänzende Gewänder gehüllt. Stellen Sie sich ein wogendes Mohnfeld vor. Sehen Sie ein Feuer – ein brennendes Streichholz, ein sanftes Kaminfeuer, ein wildes Lagerfeuer. Sehen Sie, wie die roten Flammen in die Höhe züngeln, nehmen Sie ihre Gier wahr und ihre Lust am Brennen. Sehen Sie sich als Held – als Eroberer – als Abenteurer. Sehen Sie sich als Sieger.

Rot hören

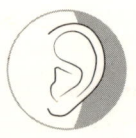 Hören Sie einen Trompetenstoß. Er geht Ihnen durch Mark und Bein, aber er weckt Sie aus der Lethargie. Er aktiviert Sie, ruft Sie auf zum Tun, zum Leben. Hören Sie den Ruf von Trommeln, erst gleichmäßig, dann immer wilder werdend. Horchen Sie auf das prasselnde Feuer. Hören Sie Waffengeklirr. Hören Sie das Signal zum Start. Hören Sie Beifallsstürme. Hören Sie Schreie der Lust.

Rot riechen

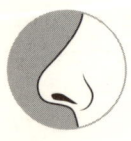 *Machen Sie diese Übung besonders ausgiebig, denn der Geruchssinn wird dem Wurzelchakra zugeordnet. Von allen unseren Sinnen bringt er dieses Chakra am stärksten zum Strahlen.*

Stellen Sie sich den intensiven Duft von überreifen Beeren vor und von Walderde. Riechen Sie den Duft von Zeder und von Rosmarin, den Duft, den Sie sich in Ihrem Raum bereitet haben. Atmen Sie mit allen Poren diese intensiven Gerüche ein. Riechen Sie den beißenden Rauch eines Feuers. Versetzen Sie sich in eine Arena, und riechen Sie den Schweiß eines Kämpfers, eines Boxers.

Rot schmecken

Stellen Sie sich eine Schale mit roten Früchten vor – Erdbeeren, Himbeeren, Kirschen. Stellen Sie sich vor, wie es ist, sie sich auf der Zunge zergehen zu lassen. Probieren Sie dazu scharfen Pfeffer. Lassen Sie die Sinnlichkeit der Früchte und die Hitze des Pfeffers durch Ihren Körper rieseln.

Rot fühlen

Erinnern Sie sich, dass im Tierreich der Wolf die Eigenschaften der Farbe Rot verkörpert. Laufen Sie in Ihrer Vorstellung mit einem Wolf um die Wette. Mit ihm wagen Sie einen Sprung über ein Feuer, strecken Sie die Hände danach aus, und spüren Sie die Hitze, die es verbreitet. Fassen Sie eine Brennnessel an und einen Kaktus, und spüren Sie die sofortige Gegenwehr dieser Pflanzen. Fühlen Sie, wie ein Blutstropfen rinnt. Greifen Sie mit beiden Händen in nasse Erde, spüren Sie feuchten Lehm an Ihren Händen. Genießen Sie es. Immer tiefer wühlen Sie in der Erde und fühlen, wie sich dabei auch Ihre Wurzeln immer tiefer in die Erde graben. Noch ganz weit unten spüren Sie Ihre Wurzeln. Fühlen Sie, wie Sie fest verbunden sind mit diesem Planeten, mit der Erde, mit Ihrem Platz, mit Ihrer Kraft.

Bleiben Sie eine Weile bei diesem Bild, um es tief in sich zu verankern.

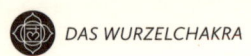

Die Kraft bewahren

Lassen Sie das Aufwühlende zu, das die Farbe Rot mit sich bringt. Akzeptieren Sie alle Spielarten von Rot als unterschiedlichen Ausdruck ein und derselben Energieform. Beschließen Sie, diese Energieform in Ihr Wesen zu integrieren.

Sie wissen jetzt: Das Leben erscheint Ihnen als Abenteuer, Sie selbst sind die mutige Heldin, der mutige Held. Es macht Ihnen Spaß, sich zu beweisen und sich zu fordern. Denn Sie tragen jetzt die Urkraft in sich, die die Farbe Rot verleiht. Sie haben Mut. Sie haben einen festen Stand. Und Sie haben tiefe und starke Wurzeln. Sie haben Rot in sich. Bekräftigen Sie diese Erfahrung durch ein paar tiefe Atemzüge.

Dann regen Sie sich und strecken Sie sich. Kommen Sie mit Ihrer Aufmerksamkeit wieder ins Hier und Jetzt zurück. Ihre Wirklichkeit hat Sie wieder – jetzt aber gestärkt durch die Kraft von Rot und mit einem stets offenen Zugang zu dieser unendlichen Kraft.

Yoga für das Wurzelchakra

Beim Wurzelchakra geht es um Themen wie Erdung, Lebenswillen, Urvertrauen, Instinkte, Selbsterhaltungstrieb, Gleichgewicht und Stabilität. Generell sind daher alle Yogaübungen geeignet, die das Rückgrat stärken und die Balance fördern. Dazu zählen alle Standhaltungen und alle vorwärtsbeugenden Übungen sowie Übungen, die den Beckenbereich lockern und aktivieren.

Sitzende Vorwärtsbeuge

Sie setzen sich auf den Boden. Die Beine liegen ausgestreckt nebeneinander, die Zehen ziehen Sie in Richtung Kopf.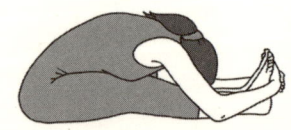

Der Rücken ist gerade. Sie atmen tief ein und strecken beide Arme nach oben. Beim Ausatmen neigen Sie den Oberkörper aus der Hüfte heraus nach vorn. Dabei versuchen Sie, mit den Händen die Zehenspitzen zu erreichen. Wenn Sie nur bei den Knien oder den Unterschenkeln landen, ist es auch in Ordnung, wichtig ist, dass der Rücken gerade bleibt.

Bei jedem Ausatmen sinken Sie noch ein bisschen tiefer. Halten Sie die Stellung eine Weile und richten Sie sich dann wieder auf. Jetzt können Sie die Beine lockern und entspannen.

Der Baum

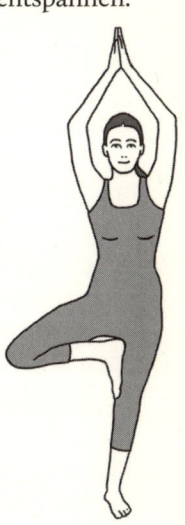

Sie stehen aufrecht. Die Hände führen Sie in Gebetshaltung vor der Brust zusammen, die Unterarme sind dabei parallel zum Boden. Nun winkeln Sie das rechte Knie an und ziehen den rechten Fuß an den Oberschenkel des linken Beines. Der Oberkörper bleibt dabei gerade. Auch die Augen schauen geradeaus. Wenn Sie sich ausreichend stabil fühlen, heben Sie beide Hände über den Kopf und führen Sie die Hände dort zusammen. Halten Sie die Stellung einige Zeit, dann entspannen Sie kurz Arme und Beine. Danach bauen Sie die Stellung mit dem anderen Bein neu auf, bevor Sie sich erneut entspannen.

Eine wirksame Mudra für das erste Chakra ist die *Prithvi Mudra*. Sie ist dem Element Erde zugeordnet und fördert das Urvertrauen. Auch stärkt sie das Bewusstsein für Sicherheit und Kraft – genau das also, was das Wurzelchakra braucht. Die regelmäßige Ausführung dieser Mudra hilft damit, das Selbstvertrauen zu stärken und Energieverluste körperlicher und seelischer Art abzuwenden.

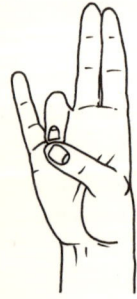

Für die *Prithvi Mudra* strecken Sie die Finger einer Hand aus, die Handfläche zeigt nach oben oder nach vorn. Nun berühren Sie mit der Fingerkuppe des Ringfingers die Kuppe des Daumens, die anderen drei Finger bleiben ausgestreckt.

Halten Sie diese Position etwa eine Minute, wenn Sie möchten, auch länger, bis zu einer Viertelstunde. Wiederholen Sie die Übung insgesamt dreimal täglich.

Prägen Sie sich dazu folgende heilende Sätze ein:
»Ich stehe mit beiden Beinen auf der Erde.«
»Ich spüre meine Wurzeln.«
»Ich habe meinen Platz auf der Welt.«
»Ich lebe gern.«
»Ich lebe in Sicherheit.«
»Ich ruhe felsenfest in mir.«

Das Wurzelchakra gesund erhalten

Unser Zuhause muss regelmäßig gereinigt werden, und die Reinigung unseres Körpers müssen wir häufig wiederholen – genauso sollte es uns zur Selbstverständlichkeit werden, unsere Energiepunkte, die Chakren, zu reinigen und aufzubauen. Erhalten Sie Ihre Chakren gesund, und erweitern Sie die Strahlkraft, lassen Sie die Farben leuchten!

Das erste Chakra verbindet uns Menschen am stärksten mit der Erde, mit der Materie. Umso wichtiger ist es, etwas für seinen guten Zustand zu tun. Was immer Sie tun, machen Sie es mit Lust. Treiben Sie Sport, gehen Sie an die frische Luft, und bewegen Sie sich. Laufen Sie barfuß, arbeiten Sie im Garten, und greifen Sie mit bloßen Händen in die Erde. Schenken

Sie sich eine Fußmassage. Ziehen Sie rote Kleidung an, insbesondere rote Unterwäsche. Singen Sie ein langes „Uuuu". Tanzen Sie zu rhythmischer Musik, trommeln Sie. Essen Sie Ingwer, würzen Sie Ihre Speisen mit Rosmarin oder nutzen Sie dieses Gewürz, um sich ein Bad damit zu bereiten. Geben Sie Öl in Ihre Duftlampe. Zeder, Zypresse oder Vetiver eignen sich hervorragend. Dies alles hilft Ihnen dabei, das Wurzelchakra gesund zu erhalten.

Gönnen Sie sich hin und wieder einen „roten Abend": Genießen Sie einen rot leuchtenden Sonnenuntergang oder ein rot flackerndes Kaminfeuer. Zaubern Sie ein scharfes Menü mit Tomaten, Chili und Paprika, lassen Sie sich zum Dessert rote Grütze schmecken, dazu ein Glas Rotwein oder den süßen Saft von reifen, roten Beeren. Klar, dass Sie sich dazu am passendsten in Rot kleiden!

Schmücken Sie sich mit roten Edelsteinen. Wenn Sie die Möglichkeit haben, mit einem Rubin, dem kraftvollsten unter den roten Steinen. Aber auch ein Granat, ein Hämatit oder rote Korallen bringen die Lebenskraft herrlich zum Fließen. Solche Steine wirken auch fabelhaft als Handschmeichler. Spielen Sie immer wieder damit, und nehmen Sie ihre urwüchsige Energie in sich auf. Spüren Sie, wie diese edlen Steine in Ihrer Hand liegen und Ihr Blut pulsieren lassen.

Halten Sie Ihr Wurzelchakra gesund und strahlend. Vor allem verachten Sie sich nicht wegen der Triebkräfte. Diese brauchen Sie als Mensch! Sie müssen keine Angst davor haben, denn wenn die Chakren richtig arbeiten, kommt es gar nicht erst zu einer Überfunktion, somit sind auch die Triebe durchaus beherrschbar.

Eine große Naturverbundenheit und ein gutes Gefühl für Rhythmus wird Ihr Lohn sein. Schwankungen bringen Sie nicht mehr aus dem Gleichgewicht. Sie haben verstanden,

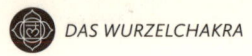

dass man selbst Rhythmen durchlebt, die so natürlich sind wie der Wechsel der Jahreszeiten. Das eine Mal zaubert die Natur Blüten, zeigt sich in voller Pracht und lässt die Früchte reifen, und das andere Mal ist sie auf Rückzug bedacht. Genau wie die Natur werden nun auch Sie den naturgemäßen Rhythmen Ihres Lebens zustimmen.

Freuen Sie sich auf den Gewinn an Lebensfreude und Tatkraft. Genießen Sie Ihren neu erlangten Mut, mit dem Sie in Zukunft allen Herausforderungen begegnen werden. Freuen Sie sich auf ein starkes Urvertrauen, auf die Verwurzelung mit der Erde und auf die Verringerung Ihrer körperlichen Beschwerden im Bereich des Darms, des Rückens und der Zähne. Genießen Sie die neu gewonnene Stabilität, die Zunahme an Vertrauen und das grundlegend gute Gefühl der Geborgenheit!

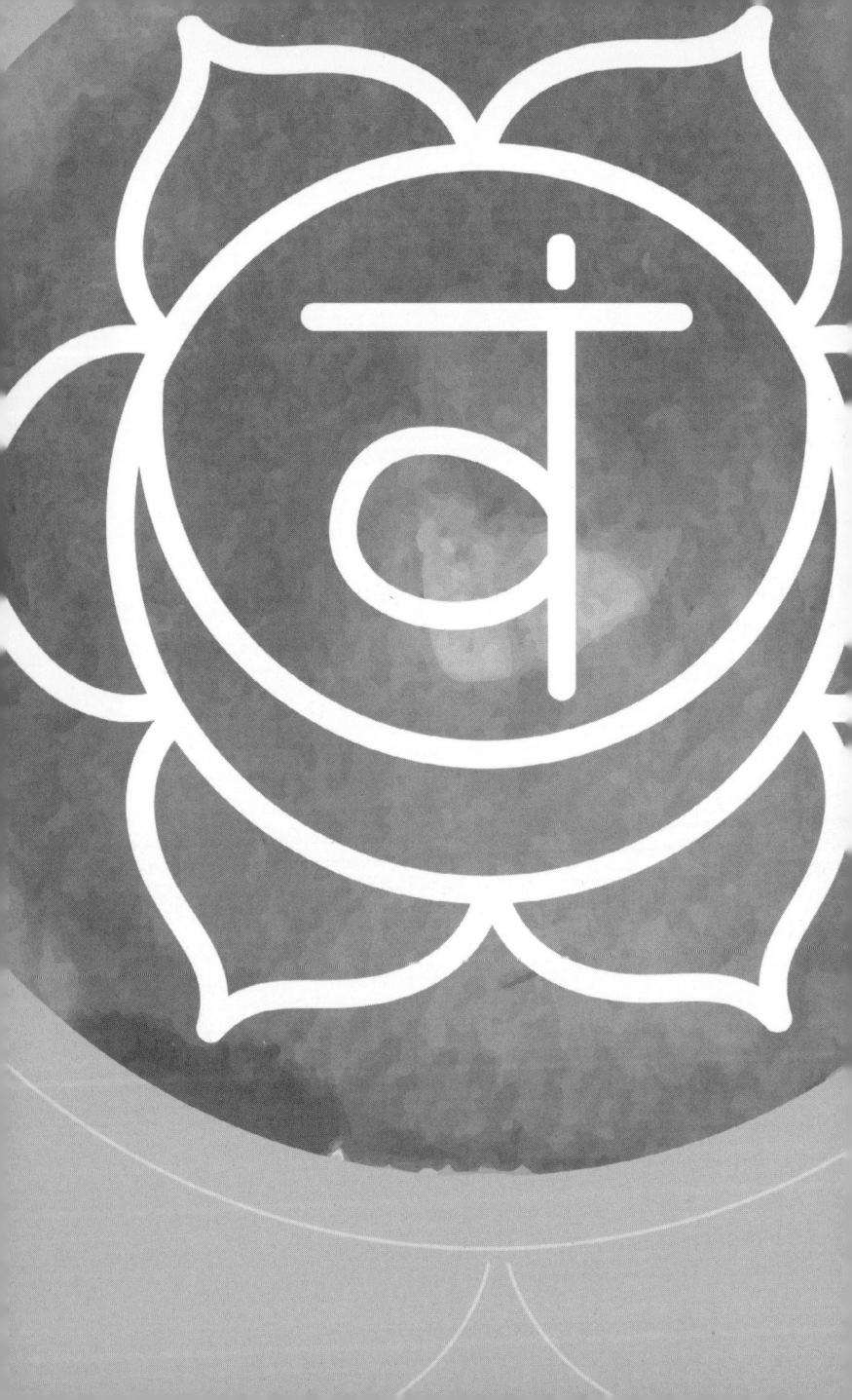

DAS
SAKRAL-
CHAKRA

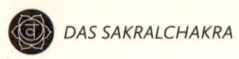

Das Sakralchakra – die Entfaltung kreativer Kräfte

> *»Die meisten Probleme, die ich in meinem Leben hatte, sind nie eingetroffen.«* Mark Twain

Halten Sie sich für kreativ? Würden Sie sich selbst als lebenslustig und fröhlich bezeichnen? Lachen Sie viel? Sind Sie ein Genussmensch? Lieben Sie es, zu tanzen und zu singen? Mögen Sie Sex? Haben Sie reichlich Geld zur Verfügung? Mit einem gut entwickelten zweiten Chakra würden Sie alle diese Fragen mit Ja beantworten. Sie wären in der Lage, das Leben mit allen Sinnen zu genießen. Jeden Morgen würden Sie sich dafür entscheiden, die Welt anzulächeln, und die Welt würde zurücklächeln. Ist dem nicht so, und quälen Sie sich mit Sorgen und Problemen durch den Tag, wälzen dieselben auch in der Nacht noch, statt sich auszuruhen und herrlich zu träumen, dann sollten Sie nicht zögern, Ihr Sakralchakra zu aktivieren.

Zögern Sie gerade doch und denken, Geld und Sexualität seien weniger wertvoll als Glaube und Gottvertrauen? Alles ist wichtig! Gehen Sie den Weg der Reihe nach, bauen Sie Ihre Chakren von unten nach oben auf wie einen Baum, erst die Wurzel, dann den Stamm, schließlich die Krone. Unterschätzen Sie nicht die Bedeutung der unteren drei Chakren. Viele Menschen sprechen über deren Eigenschaften sogar abfällig, dabei sind gerade diese Energiewirbel für das irdische Leben unabdingbar. Was nützt ein hoch entwickelter Geist, der nicht mit beiden Beinen auf dem Boden steht? Was nützt eine Liebe, die die Erde nicht erreicht?

Das erste Chakra strahlt nach unten ab, das siebte nach oben. Diese beiden Energiezentren sind somit für die Verwurzelung mit der Erde beziehungsweise für die Verbindung zum

Himmel zuständig. Das haben Sie bereits erfahren. Mit den fünf Chakren, die dazwischenliegen, können wir Verbindungen zu anderen Menschen aufbauen. Das zweite Chakra, auch Sexualchakra oder Sakralchakra genannt, ist das irdischste von den fünf mittleren Energiewirbeln – es verkörpert die sexuelle Kraft und alles, was damit verbunden ist. Seinen Sitz hat dieses Chakra im Bauchbereich, unterhalb des Nabels. Auf der körperlichen Ebene wird ihm daher der gesamte Bauchraum zugeordnet. Dazu gehören die Keimdrüsen („Gonaden"), also die Sexualorgane, die Nieren, das Becken, die Hüfte sowie die Lendenwirbelsäule.

Die Farbe, die dem zweiten Chakra zugeordnet wird, ist Orange. Verwenden Sie dieses Wort eigentlich oft in Ihrem Sprachgebrauch? Nein? Kein Wunder, es gibt nämlich keine gängige Redewendung mit Orange! Die hintergründige Bedeutung der Farben ist normalerweise in Sprichwörtern und Redensarten versteckt. Da gibt es „rotsehen" oder auch „schwarzsehen", „ins Blaue fahren", einen „grünen Daumen" oder eine „weiße Weste" haben oder „gelb vor Neid" sein. Nur Orange taucht nicht auf. Warum mag das so sein? In der Natur begegnet uns diese Farbe doch auch, denken Sie nur an Blüten, an Früchte, an Herbstlaub oder an einen Sonnenuntergang.

Die „Vernachlässigung" dieser Farbe in der Sprache muss eine andere Ursache haben. Es scheint fast so, als sei Orange mit einem Tabu belegt. Wenn das aber schon für die Farbe gilt, wie viel mehr gilt es dann für die Bedeutung „seines" Chakras! Sie erinnern sich: Das zweite Chakra heißt „Sexualchakra" und „Sakralchakra". Ein Widerspruch? Hat sich da einer verschrieben? Bestimmt nicht. Die Fähigkeit, seine Sexualität auszuleben, wurde in vielen Ur-Religionen als Geschenk Gottes bezeichnet. Sexualität wurde als etwas Heiliges

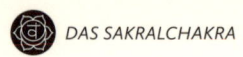

gefeiert. Das ist sie tatsächlich, denn sie ist die höchste Form der Kreativität: Sie erlaubt uns, aus zwei Menschen einen dritten zu erschaffen.

Die unteren, miteinander verwachsenen Wirbel werden auch „Kreuzbein" genannt, das im Lateinischen „Os sacrum" heißt. Daher stammt die Bezeichnung Sakralchakra. Die wörtliche Übersetzung von „Os sacrum" lautet „heiliger Knochen" oder „geweihter Knochen". Da bleibt doch die Frage offen, warum gerade dieser Bereich „sacrum" genannt wurde. Die damaligen Ärzte und Wissenschaftler hätten auch einen anderen Namen wählen können. Oder war ihnen schon damals klar, dass die Zeugung eines Menschen etwas Heiliges ist, die höchste Form der schöpferischen Kraft eben? Wenn den Menschen die Macht, die sie damit haben, bewusst wird – die göttliche Kraft, die ihnen innewohnt –, lassen sie sich nicht mehr so gut steuern und niederhalten, weil sie dann keine Angst mehr haben. Das gilt für die Kraftfarbe Rot genauso wie für Orange. Daher ist es verständlich, dass über viele Jahrhunderte auch die Farbe Orange in unserer Gesellschaft nicht gerne gesehen wurde.

Kein Wunder, dass in der Zeit der freizügigen 1960er- und 1970er-Jahre ausgerechnet Orange die Modefarbe schlechthin wurde. Wie ließe sich ein Tabubruch besser ausdrücken? Die sexuelle Freiheit war entdeckt, die alten Einschränkungen wurden über Bord geworfen. Jetzt galt es, zu lieben und das Leben zu genießen – und auch, in selbstbestimmten Gemeinschaften zusammenzuleben und zu arbeiten.

Wenn das zweite Chakra funktioniert, ist die Fähigkeit zur Zusammenarbeit mit anderen Menschen gut ausgeprägt. Das Miteinander, die Gemeinschaft werden gefördert. Man ist voller Lebensfreude und Fröhlichkeit. Menschen mit einem funktionierenden Chakra stecken mit ihrer Begeisterung an, sie können ihre Gefühle ausdrücken, wirken lebendig und ungemein sinnlich. Und: Sie können die wunderbarsten Ideen entwickeln und Dinge erschaffen. Sexualität und Fruchtbarkeit sind schließlich nur ein Ausdruck von Schaffenskraft – auch im übertragenen Sinne macht dieses zweite Chakra schöpferisch. Ein lebendiges Sakralchakra macht kreativ, es fördert Macht und Reichtum, es bringt Wohlstand und Geld.

Doch auch diese Aspekte unterdrücken viele Menschen. Der Grund: Geld, Macht und Sexualität sind Themenbereiche, über die man nicht spricht. Es haftet ihnen etwas Bedrohliches, Schmutziges, Verbotenes an. Es sind Tabuthemen der Gesellschaft. Die letzten Jahrzehnte haben zwar schon vieles bewirkt, doch manches nahm übersteigerte Formen an: Sexualität wurde zur Ware ohne Liebe, Geld wurde zum Abgott, und Macht wurde schon immer ausgenutzt. Von einem ausgeglichenen, entspannten Verhältnis zu diesen Themen kann leider auch heutzutage noch keine Rede sein. Doch jeder kann dazu beitragen, dass sich dies ändert.

In der Astrologie wird den Lebensbereichen Geld und Macht der Planet Venus zugeordnet. Ihm werden zwei Tierkreiszeichen zugeordnet, somit wirken durch diesen Planeten sowohl die sinnliche, lebensfrohe Stier-Venus als auch die ästhetische, künstlerische Waage-Venus. Die starken Ich-Kräfte des Mars, die im ersten Chakra beheimatet sind, finden im zweiten Chakra einen sinnvollen Ausgleich: Venus weckt den Wunsch nach Partnerschaft, nach Zweisamkeit. Die Sonne hat ebenfalls mit diesem Chakra zu tun, sie macht selbstbewusst und wirkt schöpferisch-aufbauend. Sie gilt als Lebensspenderin, sie lässt uns strahlen und auffallen. Auch Pluto bringt seine machtvollen Ur-Energien, seine geheimnisvollen Triebkräfte, in dieses Chakra ein. Sogar die gefühlsstarken

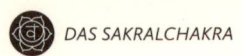

Themen des Mondes haben mit ihm zu tun, denn sie lassen den Wunsch nach Familie und Kindern aufkeimen. Aus der Verbindung dieser Planeten entsteht eine unglaubliche Schöpferkraft und Begeisterungsfähigkeit.

Doch auch diese Planeten haben ihre Schattenseiten und wurden wegen ihrer Kraft einst gefürchtet. „Sonnenhaft" sollten allein die Herrscher sein, von den Untertanen war das gar nicht erwünscht. Mond und Venus zusammen verkörpern die pure Weiblichkeit. Ihr Zurschaustellen aber wurde über Jahrhunderte hinweg verteufelt und wäre sicherlich von vielen am liebsten verboten worden, nicht nur von der Kirche. Hinzu kommt, dass Pluto alle Tabuthemen symbolisiert, wie eben Sexualität, Geld und Macht. Diese Themen oder Bereiche werden auch heutzutage von vielen spirituell ausgerichteten Menschen noch immer abgelehnt und als niedrig und unentwickelt bezeichnet. Lieber kümmert man sich doch um sein Seelenheil, anstatt über das Geldverdienen nachzudenken. Macht Geld wirklich schlecht? Macht kein oder wenig Geld Menschen besser? Ist Geld die Wurzel allen Übels? Oder ist der Mangel an Geld das größere Übel?

Hier gilt es aufzupassen: Denn, was wir stark missbilligen und ausgrenzen, kommt in anderer Form wieder in unser Leben, oft als das genaue Gegenteil. Durch Ablehnung wird man weder einen Menschen noch eine Energie los. In diesem Fall kommt die „unerwünschte" Kraft zum Beispiel als Mangel an Geld wieder ins Leben. Oder sie zeigt sich als Mangel an echter Liebe und an Erotik. Sie kann sich auch als Mangel an Freundschaften und dem Gefühl des Miteinanders ausdrücken.

Ein Mangel in unserem Leben zeigt also tatsächlich einen Bedarf an. Die Ursache dafür liegt aber meist darin, dass wir uns vom Gegenteil, also von der Fülle, abschotten.

Ein blockiertes Sakralchakra

Ist das zweite Chakra blockiert, dann fällt es schwer, den Gefühlen Raum zu geben. Man wirkt hölzern oder kann Störungen in seiner Sexualität entwickeln, zum Beispiel eine zwanghafte Gier nach Sex oder den Verlust des Bedürfnisses nach Sex. Es fehlt der Sinn für Erotik, für das Liebesspiel. Man hält Sexualität und Geld für etwas Verbotenes. Negative Glaubenssätze über diese Themen haben sich fest eingeprägt. Geld fehlt sowieso an allen Ecken und Enden. Man sieht nicht das, was man hat, sondern schaut nur das, was man nicht hat.

Ein blockiertes Sakralchakra führt zum Schwanken zwischen zwanghaftem Wünschen und der Angst, diese Wünsche nicht erfüllt zu bekommen. Man hält Vereinbarungen nicht ein. Der Teamgeist fehlt. Man mag die anderen nicht und sich selbst sowieso nicht. Man hat wenig Selbstachtung, ist eifersüchtig, hat starke Stimmungsschwankungen und Schuldgefühle. Der Standpunkt des Gegenübers wird abgelehnt. Man macht sich ständig Sorgen, hat wenige oder keine Ideen, wie die Stimmung zum Besseren verändert werden könnte. Der eigene Fokus ist auf die schlechter gelaunte Seite gerichtet – pessimistische Gedanken haben daher ein leichtes Spiel. Dies hat auch körperliche Folgen: Lendenwirbelsäule, Niere, Blase oder Sexualorgane erkranken, und die Hüfte schmerzt.

Wie sich bereits abzeichnet, zielt das zweite Chakra auf das Anerkennen kreativer Kräfte. »Kreativ? Bin ich nicht!«, behaupten viele Menschen von sich. Sie irren sich, denn sie setzen Kreativität mit einer bestimmten Art von Kunst gleich, die sie eben nicht beherrschen. Vielleicht halten diese Menschen nur Maler, Schriftsteller und Bildhauer für kreativ. Dass auch Gartenarbeit oder Kochen kreativ ist, der Gedanke kommt ihnen gar nicht. Auch eine gelungene Büroarbeit braucht eine gute Portion Kreativität und die Kindererzie-

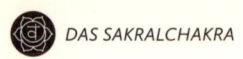

hung sowieso. Kreativ zu sein bedeutet also etwas anderes: Kreativität ist die Lust am Leben, die Fülle, die Freude am Erschaffen und am Genießen.

Denken Sie an die Sanskrit-Bezeichnung für dieses Chakra, „Svadhisthana", das heißt übersetzt so viel wie „Süße" oder „Lieblichkeit". Es ist die Süße des Lebens, die uns mit diesem Chakra geschenkt wird.

Das Sakralchakra reinigen

Könnte Ihr zweites Chakra ein wenig Auffrischung gebrauchen? Dann reinigen Sie es in einer kleinen Meditation.

Kommen Sie zur Ruhe, konzentrieren Sie sich, atmen Sie tief. Schauen Sie dann mit Ihrem inneren Auge auf Ihr Sakralchakra. Können Sie seinen Zustand erkennen? Wie ist seine Farbe? Ist sie hell oder dunkel, leuchtend oder trüb, wirkt das Chakra geschlossen oder geöffnet, dreht es sich langsam oder schnell?

Dem Sakralchakra ist das Element Wasser zugeordnet. Stellen Sie sich vor, wie reines, klares Quellwasser Ihr Sakralchakra durchfließt und wie es alles Schmutzige und Trübe mit sich nimmt und alles Blockierende und Stauende abspült. Lassen Sie noch so lange Wasser hindurchströmen, bis dieses Chakra eine starke, orangefarbene Leuchtkraft hat und Sie das Gefühl haben, dass es sich schneller dreht.

Stellen Sie sich nun vor, wie sich langsam die sechs Blütenblätter dieses Chakras öffnen. Sehen Sie mit Begeisterung zu, wie Ihr Sakralchakra aufblüht. Danken Sie dem Wasser, das alle Belastungen mit sich genommen hat. Wie das Wasser versteht zu fließen, beginnen nun Ihre kreativen und sexuellen Kräfte zu strömen und Ihre Lebenslust sprudelt.

Orange – die Farbe der Sinnlichkeit

Mit der Farbe Orange können Sie Ihr eben erwachtes zweites Chakra noch weiter anfeuern. Orange weckt die Lebensgeister! Es ist eine ungeheuer vitale Farbe. Es wirkt leuchtend und fröhlich, macht lustig und aufgeschlossen. Orange signalisiert Optimismus, Selbstvertrauen, Kontaktfreude und Jugendlichkeit.

Das sind alles durchweg wunderbare Attribute – und doch wurde Orange über lange Zeit nicht als Farbe für Kleidung oder Dekostoffe genutzt. Das änderte sich schlagartig in der revolutionären Zeit der 1960er- und 1970er-Jahre, denn zu dieser Zeit wurde Orange modern. Nun drückte man damit Lebenslust, sexuelle Freiheit und Kreativität aus. Es zeigte, dass man jenseits aller Konventionen stand – denn ansonsten hätte man sich angepasst, sich in Beige gekleidet und die Wohnung ebenfalls in dieser unauffälligen Farbe eingerichtet. In anderen Kulturen hingegen ist Orange schon seit Langem selbstverständlich. In Indien und in China etwa tragen die buddhistischen Mönche Orange, denn hier gilt es als Farbe der Erleuchtung. Im Ayurveda steht es für Lebensfreude, Tanz, Musik, Reichtum und Zuversicht. In der Karibik wird Orange ebenfalls bereits seit Langem verwendet, dort symbolisiert es die pure Lebenslust.

In Europa gibt es nach wie vor viele Menschen, die Orange ablehnen. Und das nicht nur, weil sie mit den Themenbereichen dieser Farbe auf Kriegsfuß stehen. Sie sagen, Orange wirke auf sie billig. Dies hat sicherlich damit zu tun, dass Orange gerade zu der Zeit modern wurde, als viele Produkte aus Kunststoff hergestellt wurden. Dieses Material konnte in Massen produziert werden und war weitaus kostengünstiger als die Naturmaterialien Holz und Stein, aus denen nur Unikate gefertigt wurden. Kunststoff lässt sich problemlos

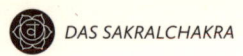

einfärben, und Orange galt zu dieser Zeit als Symbolfarbe des neuen Lebensstils. Daher gab es alle möglichen Gegenstände in leuchtendem orangefarbenem Plastik zu kaufen, meist Massenware mit geringem Wert. Dieser „Geruch" haftet dem Orange immer noch ein bisschen an. Dabei gibt es auch Orange in feineren Tönen, es muss ja wirklich nicht das knallige Kunststoff-Orange der 1970er-Jahre sein.

Wer diese leuchtende Farbe nicht erträgt, sollte es anfangs mit den verwandten Farbtönen versuchen: Viel sanfter wirken etwa Pfirsich- oder Apricotnuancen. Als Kleidung getragen, verleihen sie einem müde aussehenden Menschen Frische und Freundlichkeit. Ein Raum, der in diesen orangefarbenen Tönen gestaltet ist, vermittelt behagliche Wärme und Gemütlichkeit. Die bräunlichen Varianten des Orange, wie Terracotta, Cognac oder Rostgelb, verbreiten südliches Flair und verbinden unmittelbar mit der Leben spendenden Kraft der Sonne. Ideale Farben also für ein Esszimmer, insbesondere, weil Orange auch den Appetit anregt. Eine Umgebung in Orange ist daher ein schönes Ambiente für gesellige Treffen mit Familie und Freunden.

Orange wärmt so wunderbar, es macht offen und fröhlich, verleiht Mut und Kraft. Man will etwas unternehmen und traut sich nicht? Mit Orange gelingt es, denn es stärkt gleichermaßen den Willen und das Durchhaltevermögen.

Das Zentrum unseres Planetensystems ist die Sonne, ihr werden die Farben Gold und Orange zugeordnet. Die Sonne steht in der Astrologie für Selbstbewusstsein. Es ist daher kein Zufall, dass Orange das Selbstwertgefühl hebt. Eine orangefarbene Umgebung oder Bekleidung in dieser Farbe schenkt das Gefühl von Wichtigkeit. Es stimmt schon: Mit Orange wird man gesehen, eine „graue Maus" dagegen nimmt man nicht wahr. Somit können sich mit dieser Farbe Erfolg und

Glück leichter einstellen, sie werden sozusagen eingeladen. Wer also beides in sein Leben holen möchte und nicht allein bleiben will, der sollte sich in Orange kleiden – es muss ja nicht von Kopf bis Fuß sein. Denn wird es zu heftig und zu viel eingesetzt, wirkt es tatsächlich übertrieben und prahlerisch. Aber ein bisschen mehr Orange könnten wohl die meisten von uns vertragen, ganz gleich, was die aktuelle Mode gerade vorgibt. Allein schon deshalb, weil die Bedeutung von Orange so sonnig und herrlich ist.

Wenn Sie die orangefarbene Qualität in Ihr Leben lassen möchten, dann aktivieren Sie Ihr zweites Chakra! Füllen Sie es mit leuchtendem, klarem Orange, und geben Sie den Themen Sexualität, Macht und Geld Raum, sich zu entfalten – und zwar in ausgeglichener Form. Es soll ihnen nichts Negatives, nichts Zerstörerisches anhaften, sondern sie sollen Ihrem Wohlbefinden dienen, sodass Sie diese Kräfte zum Wohle aller einsetzen können.

Die orange Meditation – für Freude, Fülle und Sinnlichkeit

Enthält Ihr Kleiderschrank eigentlich die Farbe Orange? Und Ihre Wohnung? Wie sieht es dann wohl mit Ihrer Lebensfreude aus? Haben Sie das Gefühl, ein sinnlicher Mensch zu sein, mit aktivem Sexualleben und kreativer Ausdruckskraft? Oder gehen diese Aspekte in Ihrem Leben eher unter, fühlen Sie sich oftmals matt und leblos? Haben Sie Schuldgefühle, wenn Sie spielen, lachen, feiern und genießen? Vielleicht finden Sie das ganze Getue um die sinnlichen Genüsse sowieso übertrieben, und dafür stehen Pflichterfüllung und Leistungsbereitschaft bei Ihnen an erster Stelle? Keine Frage, auch dies sind wichtige und schöne Eigenschaften. Doch

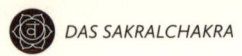

diese allein machen Sie nicht glücklich und die Menschheit auch nicht. Haben Sie nicht manchmal den Wunsch, die Schönheit der Erde zu genießen, ihren Klang zu erforschen, die Poesie des Lebens kennenzulernen? Dann sollten Sie die Harmonisierung Ihres Sakralchakras angehen! Trauen Sie sich, Ihre Vitalität zu entdecken, Ihre Sinnlichkeit, Ihre Sexualkraft. Entdecken Sie die schlummernden Talente in sich. Entdecken Sie Ihre Kraft!

Die zum Sakralchakra gehörende Sinneswahrnehmung ist das Schmecken. Besorgen Sie sich daher ein paar orangegefarbene Leckerbissen, wie kleine Stücke eines eingelegten Kürbisses, einen aufgeschnittenen reifen Pfirsich, eine Aprikose, eine Mango oder eine zerteilte Orange oder Mandarine. Auch ein Glas Orangensaft oder Karottensaft können Sie sich dazustellen.

Sorgen Sie für Ungestörtheit, und ziehen Sie sich mit Ihren Leckereien in Ihren Meditationsraum zurück. Legen oder setzen Sie sich bequem hin. Kommen Sie zur Ruhe. Lassen Sie die Sorgen und Gedanken an den Alltag fortziehen wie die Wolken am Sommerhimmel. Atmen Sie tief. Verbinden Sie Ihre Fußsohlen mit der Erde und stärken Sie Ihre Lichtverbindung zum Himmel.

Wenden Sie nun Ihre Aufmerksamkeit der Farbe Orange zu. Freuen Sie sich auf Orange. Freuen Sie sich darauf, Orange mit allen Sinnen zu erfahren, Orange zu sehen, Orange zu hören, Orange zu riechen, Orange zu schmecken und Orange zu fühlen. Machen Sie sich bewusst, dass diese Farbe mit dem Sakralchakra verbunden ist und damit mit den Themen Lebensfreude, Geld und Sexualität. Stellen Sie sich die Farbe Orange vor und genießen Sie Orange mit allen Sinnen.

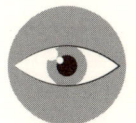

Orange sehen

Sehen Sie sich in leuchtend orangefarbene Gewänder gehüllt. In Ihrer Vorstellung sehen Sie sich durch eine Plantage mit Orangenbäumen wandern. Sehen Sie gefüllte Obstkörbe am Straßenrand, die voll sind mit Pfirsichen, Orangen und Mandarinen. Schauen Sie auf ein wogendes Feld mit blühenden orangefarbenen Lilien. Stellen Sie sich eine mit Schmuck und funkelnden orangefarbenen Edelsteinen überquellende Schatztruhe vor, und sehen Sie sich selbst, wie Sie mit beiden Händen und voller Freude darin wühlen. Machen Sie sich bewusst: Diese Juwelen sind ein Geschenk des Lebens an Sie. Dies ist Ihr Schatz, es sind Ihre Talente.

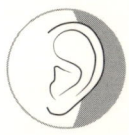

Orange hören

Hören Sie munteres Vogelgezwitscher. Hören Sie in der Ferne Tanzmusik. Langsam kommt die Musik näher. Es ist ein Musikzug, der fröhliche Volkslieder spielt, zu denen getanzt und gelacht wird. Hören Sie das Stampfen der Tanzenden, hören Sie die Lebensfreude. Lauschen Sie dem Lachen der Verliebten. Hören Sie sich selbst lachen, laut und fröhlich. Singen Sie ein klares, langes, dunkles „Ooooh", tief aus dem Bauch heraus.

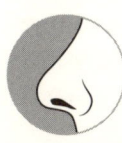

Orange riechen

Versetzen Sie sich in Ihrer Vorstellung nach Indien. Riechen Sie den Duft von Sandelholz, das dort am Abend verbrannt wird, um alles Böse zu verbannen. Gehen Sie in Ihrer Vorstellung mit Ihren indischen Freunden unter Palmen spazieren. Riechen Sie die schweren, süßen Düfte von tropischen Blumen und Gewürzen – von Muskat und von Ylang-Ylang. Und riechen Sie den frischen Duft von Obst, von Ihren Früchten, von Mangos und Mandarinen.

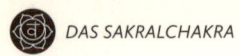

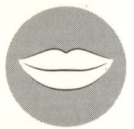

Orange schmecken

Machen Sie diese Übung besonders ausgiebig, denn der Geschmackssinn wird dem Sakralchakra zugeordnet. Von allen unseren Sinnen bringt er dieses Chakra am stärksten zum Strahlen.

Stellen Sie sich eine Schale mit orangefarbenen Früchten vor, Aprikosen und Orangen, und stellen Sie sich vor, wie Sie sich diese reifen, süßen Früchte auf der Zunge zergehen lassen. Genießen Sie zunächst in Gedanken den feinen, süßen Geschmack. Greifen Sie dann zu, probieren Sie von Ihrem vorbereiteten Obst. Trinken Sie Ihren orangefarbenen Saft, langsam und bewusst. Nehmen Sie nur kleine Bisse und kleine Schlucke. Genießen Sie die Süße, die Säure, die Schärfe. Stellen Sie sich vor, wie das Orange dieser Speisen Ihren Körper von innen mit dieser fröhlichen Farbe ausfüllt.

Orange fühlen

Stellen Sie sich vor, einen leuchtenden Karneol in der Hand zu halten, und spüren Sie, wie dieser orangerote Edelstein Ihre Hand zum Pulsieren bringt. Stellen Sie sich einen See vor. Die Sonne geht gerade unter und verwandelt den Himmel in ein orangerotes Leuchten. Gegenüber, am östlichen Horizont, taucht der Mond auf – es ist Vollmond. Greifen Sie in das warme Wasser des Sees und lassen Sie es durch Ihre Hände fließen. Entscheiden Sie sich, nackt in dem See zu baden. Fühlen Sie das Wasser auf Ihrer Haut. Fühlen Sie, wie das Mondlicht und das Sonnenlicht Sie gleichzeitig streicheln und Ihre Sinnlichkeit wecken. Genießen Sie es, Ihre Gefühle offen und voller Begeisterung zu zeigen.

Bleiben Sie eine Weile bei diesem Bild, um es tief in sich zu verankern.

Die Kraft bewahren

Lassen Sie das Genießerische zu, das die Farbe Orange mit sich bringt. Akzeptieren Sie alle Spielarten von Orange als unterschiedliche Ausdrücke ein und derselben Energieform. Beschließen Sie für sich, diese Energieform in Ihr Wesen zu integrieren.

Sie wissen jetzt: Das Leben erscheint Ihnen lebenswert, sinnlich und voller Freuden. Sie möchten so viel wie möglich entdecken. Sie wollen mitwirken, mitschöpfen, teilhaben am Leben. Denn Sie tragen jetzt die Lebensfreude in sich, die die Farbe Orange verleiht. Sie sind kreativ, sinnlich, begeistert. Sie haben Orange in sich. Bekräftigen Sie diese Erfahrung durch ein paar tiefe Atemzüge.

Dann regen Sie sich und strecken Sie sich. Kommen Sie mit Ihrer Aufmerksamkeit wieder ins Hier und Jetzt zurück. Ihre Wirklichkeit hat Sie wieder – jetzt aber gestärkt durch die Kraft von Orange und mit einem stets offenen Zugang zu dieser unendlichen Kraft.

Yoga für das Sakralchakra

Das Sakralchakra hat mit Kreativität, Schöpferkraft, Erotik, Sinnlichkeit, Lebensfreude, Lebenslust und Genussfähigkeit zu tun. Unter den Yogaübungen sprechen dieses Chakra alle Standhaltungen und vorwärtsbeugenden Übungen an. Auch sind alle Übungen geeignet, die auf den unteren Rücken wirken und die untere Lendenwirbelsäule aktivieren.

Krokodil

Legen Sie sich auf den Rücken, die Beine nebeneinander und ausgestreckt, die Arme seitlich

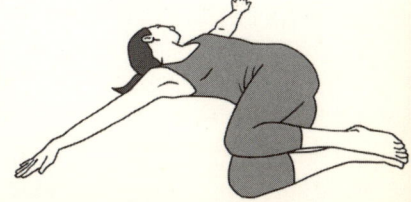

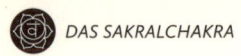

ausgebreitet. Nun winkeln Sie beide Knie an und stellen die Füße auf den Boden. Lassen Sie beide Knie langsam auf die rechte Seite fallen. Den Kopf drehen Sie dabei nach links, der Rücken bleibt flach auf dem Boden liegen. Halten Sie diese Stellung eine Weile, dann wechseln Sie die Seite.

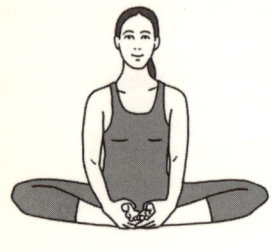

Schmetterling

Sie sitzen auf dem Boden, der Rücken ist gerade, die Beine ausgestreckt. Nun winkeln Sie beide Knie an und ziehen Sie die Füße zu sich an den Körper. Fassen Sie mit Ihren Händen um die Fußballen und wippen Sie mit den Knien auf und ab – leicht wie ein Schmetterling. Die Knie sollten beim Abwärtswippen den Boden berühren. Wiederholen Sie die Übung mehrmals.

Eine passende Mudra, um das Sakralchakra zu aktivieren, ist die *Varun Mudra.* Sie ist dem Element Wasser zugeordnet, genau wie das zugehörige Chakra, und wirkt ausgleichend auf den Wasserhaushalt im Körper. Regelmäßig angewendet fördert diese Mudra die Kreativität sowie die Schönheit, innen wie außen.

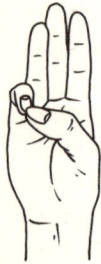

Strecken Sie für die *Varun Mudra* eine Hand aus, mit der Handfläche nach oben oder nach vorn. Bringen Sie die Kuppen von Daumen und kleinem Finger zueinander, die übrigen Finger bleiben ausgestreckt.

Halten Sie diese Position etwa eine Minute, wenn Sie möchten, auch länger, bis zu einer Viertelstunde. Wiederholen Sie die Übung insgesamt dreimal täglich.

Prägen Sie sich dazu folgende heilende Sätze ein:
»Ich genieße das Leben.«
»Ich lasse Fülle in mein Leben.«
»Ich entdecke und lebe meine Schöpferkraft.«
»Ich freue mich.«
»Energie und Begeisterung durchströmen mich.«
»Ich entdecke das Leben als Abenteuer.«

Das Sakralchakra gesund erhalten

Gewöhnen Sie sich an, alle Ihre Chakren regelmäßig zu reinigen. Bauen Sie dazu eine Reihe praktischer Übungen in Ihren Alltag ein, die Ihre Chakren aktivieren. Das ist besonders für die Energiewirbel wichtig, deren Zustand gerade bejammernswert ist. Kümmern Sie sich mit liebevoller Hingabe um jedes einzelne Chakra.

Beim zweiten Chakra gilt: Wecken Sie Ihre Kreativität! Das beginnt schon mit der Alltagsgestaltung. Seien Sie erfinderisch! Wählen Sie einen neuen Weg zur Arbeit. Gehen Sie am Mittag spazieren, wenn Sie bisher in Ihrer Pause in der Kantine saßen. Essen Sie Fisch, wenn Sie sonst ein Käsebrötchen verspeist haben. Fahren Sie am nächsten freien Tag in Ihrer Umgebung in eine Ortschaft, in der Sie noch nie waren. Gehen Sie dort Kleinigkeiten wie Lebensmittel einkaufen. Der Wechsel vieler kleiner Gewohnheiten bringt Schwung und Frische in Ihr Leben und öffnet viele weitere Ihrer kreativen Kanäle.

Speziell für das zweite Chakra können Sie aber noch mehr tun: Trinken Sie viel Wasser oder orangefarbene Säfte. Baden und schwimmen Sie häufiger als sonst, gehen Sie ins Dampfbad. Benutzen Sie sinnliche Körperöle, schenken Sie sich eine Aroma-Massage. Geben Sie Ylang-Ylang oder Vanille in Ihr

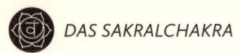

Duftlämpchen. Räuchern Sie mit Myrrhe und Sandelholz. Essen Sie Orangen oder Karotten. Würzen Sie Süßspeisen mit Vanille und Salate mit Petersilie sowie Brennnesseln. Benutzen Sie Paprika als Gewürz. Essen Sie stets mit Genuss. Tragen Sie einen Stein in leuchtendem Orange bei sich, wie den Karneol. Ziehen Sie orangefarbene Kleidungsstücke an. Singen Sie ein dunkles „Ooooh".

Weitere Möglichkeiten, damit das Sakralchakra gesund bleibt: Haben Sie Spaß an Geld. Sehen Sie es als eine Art von Energie, die Sie nutzen dürfen. Haben Sie Freude am Geldausgeben und am Geldeinnehmen. Haben Sie Spaß an Erotik. Denken Sie sich erotische Spiele mit Ihrem Partner aus. Beschäftigen Sie sich mit Tantra. Betrachten Sie Kunstwerke. Versuchen Sie sich selbst im Malen, Bildhauern oder Töpfern. Bauen Sie aus Dingen, die Sie in der Natur finden, ein Mandala – aus Steinen, Rindenstückchen, Moos und Zweigen, aus Muscheln und Sand. Tanzen Sie. Probieren Sie Bauchtanz aus. Finden Sie Ihre Form der Kreativität, des sinnlichen Ausdrucks. Lieben Sie das, was Sie tun. Begeistern Sie sich. Erleben Sie überschäumende Freude. Staunen Sie, wie schön das Leben ist!

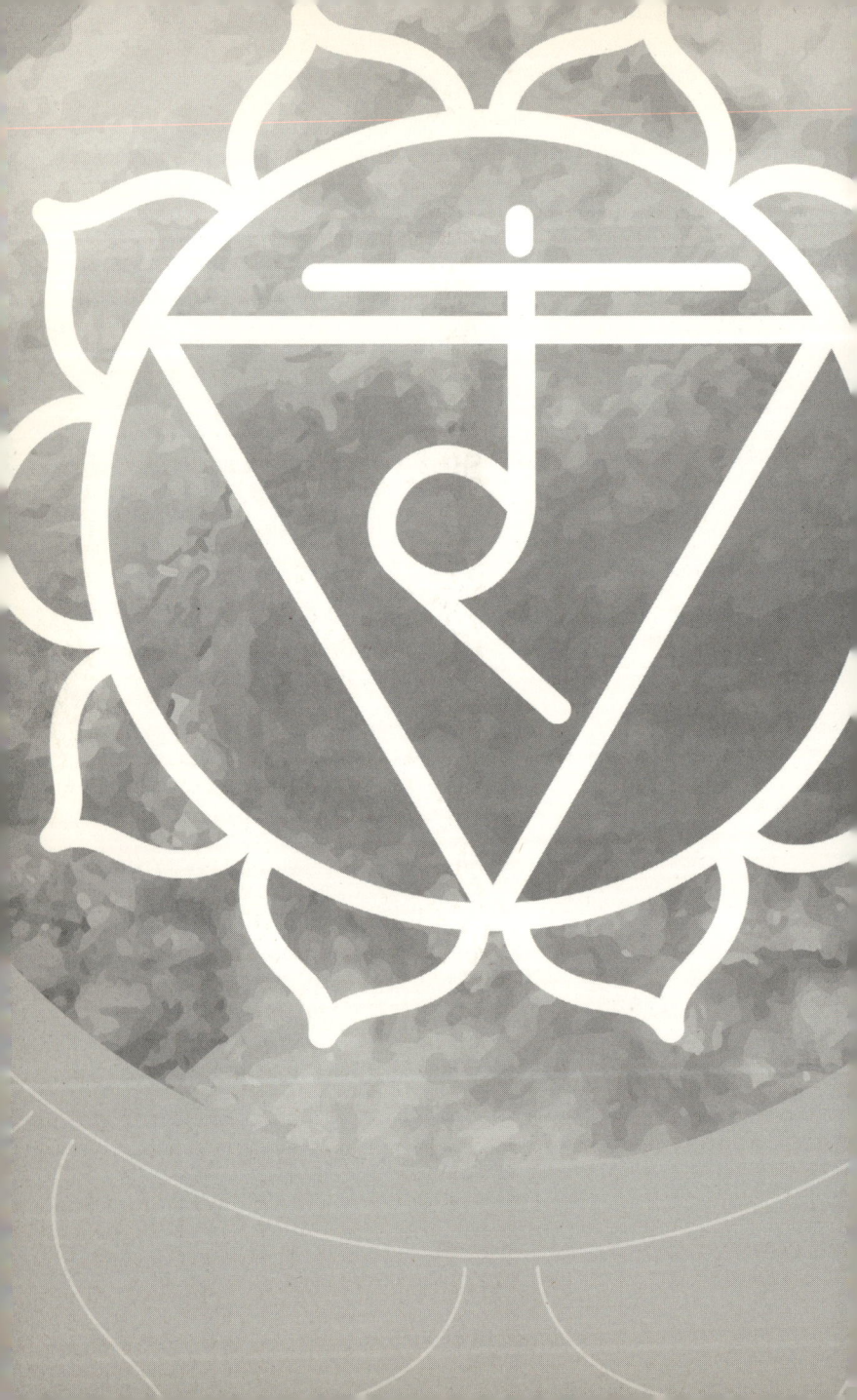

DAS
NABEL-
CHAKRA

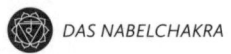

Das Nabelchakra – die Gabe, richtige Entscheidungen zu treffen

>*»Nicht weil es schwer ist, wagen wir es nicht, sondern weil wir es nicht wagen, ist es schwer.«* Seneca

Ein zuverlässiges Bauchgefühl wünscht sich jeder. Die wenigsten aber haben es entwickelt. Auf sein Bauchgefühl zu hören, bedeutet zu spüren, was man braucht, also darauf zu achten, was die innere Stimme sagt, und dann entsprechend zu handeln. Wäre es nicht wunderbar, klare und präzise Entscheidungen treffen zu können? Selbstbewusst und eigenverantwortlich zu handeln? Und dazu zu stehen, egal was andere denken? Auch auf die Gefahr hin, abgelehnt zu werden?

Diese innere Freiheit, diese Unabhängigkeit im Denken, Fühlen und Handeln nehmen sich nur wenige Menschen heraus. Was sie stattdessen pflegen, sind Beeinflussbarkeit und Abhängigkeit. Die eigenen Bedürfnisse unterdrücken sie, dafür achten sie fast schon ängstlich auf die Erwartungen anderer. Sie entwickeln riesengroße Antennen dafür, allerdings nicht aus dem Gefühl der Hilfsbereitschaft und der Anteilnahme heraus, sondern aufgrund einer tief sitzenden eigenen Unsicherheit. Nur deswegen kreist ihr Denken um die Frage, was sie tun können, damit die anderen mit ihnen zufrieden sind. In der Folge fühlen sie sich ausgenutzt und müde, werden unzufrieden, ängstlich und unsicher.

Kennen Sie die folgende Situation? Sie gleicht einem Spiel: Sie sind fröhlich und guter Dinge, da kommt Ihr Partner nach Hause und nörgelt. Nur Kleinigkeiten sind es, über die er sich abfällig äußert, doch das reicht, um Sie mit der üblen Stimmung anzustecken. Es geht blitzschnell: Noch bevor Sie auf die Idee kommen, ihn nach dem Grund seiner Laune zu fragen, wird in

Ihrem Unterbewusstsein ein Programm abgerufen – das Programm, Sie seien nicht gut genug so, wie Sie sind. Sie fühlen sich angegriffen und beginnen, ebenfalls zu nörgeln. Ihr Partner, völlig mit seinem eigenen Thema beschäftigt, hat nicht im Entferntesten registriert, was bei Ihnen gerade geschehen ist. Er merkt lediglich, dass Sie ziemlich schlecht gelaunt sind, und sieht daher den Grund für seine eigene miese Stimmung in Ihrer Gefühlslage. In Kürze sind Sie beide mittendrin im schönsten Streit.

Schaffen Sie es dagegen, das Problem bei Ihrem Partner zu lassen und sich nicht davon mitziehen zu lassen, dann wird er deutlich schneller verstehen, dass Sie mit seinem Stressfaktor nichts zu tun haben. Was immer die Ursache dafür war, sei es ein unachtsamer Passant oder der verletzende Spruch eines Kollegen, wenn Ihre Gedanken klar bleiben, dehnt sich der Ärger nicht weiter aus. Ihr Partner kann nun viel leichter die eigentliche Ursache seines Unwohlseins herausfinden. Damit wird es ihm rasch wieder besser gehen. Sie selbst sind fein raus, Ihr eigenes Wohlbefinden ist nämlich nicht gestört und Ihre Partnerschaft auch nicht. Machen Sie einfach nicht den Groll anderer zu Ihrem eigenen. Ein gut funktionierendes drittes Chakra unterstützt diese Form der Abgrenzung.

Das dritte Chakra, auch Nabelchakra, Sonnengeflecht oder Solarplexus genannt, sitzt oberhalb des Nabels. Es verbindet uns auf der Gefühlsebene mit anderen Menschen. Funktioniert es gut, sind wir ausgeglichen und ruhen in uns. Wir können uns durchsetzen, ohne deshalb andere zu verdrängen oder auszunutzen. Unsere Ich-Kräfte sind gut entwickelt. Wir achten auf unsere eigenen Bedürfnisse und auf die der anderen. Und zwar, ohne uns davon verrückt machen zu lassen. Gerade das aber ist so schwer.

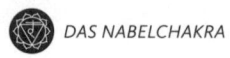

Ein blockiertes Nabelchakra

Viele Menschen haben ein ausgezeichnetes Gespür dafür, wie es anderen geht. Vor allem Frauen sind darin begabt, die Bedürfnisse ihrer Umwelt zu erahnen. Sie wissen intuitiv, was andere brauchen. Haben Sie Kummer, leiden diese Frauen mit. Denn sie sind mit ihren Gefühlen viel mehr bei anderen als bei sich selbst. Das kann in ihrem Inneren eine große Ruhelosigkeit erzeugen.

Stets versuchen sensible Menschen, es anderen Leuten recht zu machen; sie fühlen sich in andere ein, um zu einer Entscheidung zu gelangen, und werden dabei nur noch unsicherer, verwirrter und schließlich sogar anfällig für negative Gefühle. Die Angst, Fehler zu machen, rührt genauso daher wie die Angst vor dem Alleinsein. Auch den Zorn ihrer Mitmenschen machen sie zu ihrem eigenen. Sie nehmen deren Sorgen in sich auf und merken gar nicht, dass sie davon schwach oder sogar richtig krank werden.

Manche Menschen drehen den Spieß um und nutzen ihre Begabung, sich in andere einzufühlen, um Macht über sie zu erlangen. Sie wollen stets darüber informiert sein, was ihre Lieben, ebenso ihre Mitarbeiter, Kollegen und Freunde, tun und lassen. Eifrig sind sie darauf bedacht, ihre Umgebung vollständig zu kontrollieren, sie im Griff zu haben. Nur bei sich selbst gelingt ihnen das nicht besonders gut.

Ein gestörtes Nabelchakra schwächt die Durchsetzungskraft oder führt zu einem regelrechten Kontrollzwang. Das Selbstbewusstsein ist jedenfalls klapprig. Die einen versuchen, dem durch übertriebenes Leistungsdenken beizukommen, die anderen sind davon überzeugt, sowieso zu den Verlierern zu gehören, und versuchen es erst gar nicht. Bereits die Vorstellung, die Kontrolle zu verlieren – über sich oder über andere –, verursacht Magenkrämpfe. Zwischen ohnmächtiger Wut und Rücksichtslosigkeit schwanken die Gefühle, nur ausgeglichen sind sie nicht. Gerade das aber macht das Leben auf Dauer so anstrengend.

Ein blockiertes drittes Chakra macht anfällig für Machtspiele, und je nach Veranlagung nehmen wir dabei die Rolle des Täters oder die des Opfers ein. Sind wir Täter, versuchen wir, die anderen zwanghaft zu manipulieren, ihnen unseren Willen aufzudrücken. Damit verbunden ist die Angst, dass sie es eines Tages merken und sich auf und davon machen könnten – denn dann wären wir allein. Nehmen wir die Opferhaltung ein, docken andere genau an diesem Punkt unserer Aura an, um uns zu beeinflussen. Wir werden von fremden Gefühlen übermannt, verfallen in Sehnsucht, Verzweiflung, Angst, haben Sorge, empfinden Neid und Eifersucht. Denken Sie einen Augenblick an den Ausdruck „gelb vor Neid sein": Die Farbe des Nabelchakras ist Gelb! Ist es blockiert, ist einfach von allem übermäßig viel da, auch von Gelb. Manchen Menschen wird tatsächlich physisch schlecht, wenn sie zu viel Gelb sehen. „Gelb" und „Galle" haben übrigens den gleichen Wortstamm, das mittelhochdeutsche Wort „gel" – auch „Gold" und „Glanz" leiten sich von diesem Wort ab. Das ist doch ein schöner Hinweis darauf, in welche Richtung die Entwicklung dieses Chakras gehen könnte ...

Die Aufgabe des Nabelchakras ist nicht das Anhäufen der Einflüsse von außen, sondern deren Umwandlung und Aufarbeitung. Verständlicher wird das auf der körperlichen Ebene: Hier ist dieses Chakra der Verdauung zugeordnet. Auch die Speisen kommen ja von außen und wollen umgewandelt und verdaut werden. Magen, Darm, Leber, Milz und Galle zählen zu den körperlichen Bereichen des dritten Chakras. Die zugehörige Drüse ist die Bauchspeicheldrüse (in der Medizin heißt sie „Pankreas").

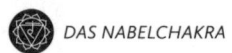

Diese Drüse ist in körperlicher Hinsicht für die Aufbereitung der Speisen zuständig, für das Verdauen. Auch der Blutzuckerspiegel wird durch die Bauchspeicheldrüse geregelt. Ist die Funktion dieser Drüse beziehungsweise dieses Chakras gestört, sind Ess- und Schlafstörungen die Folge, ferner Sodbrennen, Magenkrankheiten und auch Übergewicht. Das Fettpolster am Bauch scheint ein verzweifelter Versuch unseres Systems zu sein, ein bisschen Schutz aufzubauen. Eine Zuckerkrankheit kann wie ein Schrei nach Zärtlichkeit und fehlender Süße im Leben sein.

Der Zustand dieses Chakras verrät, wie gut wir in der Lage sind, Gefühle und Erlebnisse zu verarbeiten. Er verweist zudem darauf, wie gut wir mit anderen Menschen auskommen und ob wir in Frieden und Harmonie mit uns und unserer Umwelt leben. Das alles wünschen sich wohl die meisten Menschen, doch die wenigsten erleben diese Zustände dauerhaft. Zwischendurch, ja, da klappt es ganz gut. Aber dann reicht eine Kleinigkeit, eine dumme Bemerkung, ein Drängler, ein genervter Chef oder ein schlecht gelaunter Partner, und die Stimmung kippt. Das hat meist überhaupt nichts mit uns zu tun – aber es macht „peng" und schon sind auch wir schlecht gelaunt. Wir brauchen dann wieder Stunden, wenn nicht Tage, um darüber hinwegzukommen. Wenn wir Pech haben, reißt uns dann schon wieder der nächste Stimmungsstrudel mit. So lavieren wir uns mehr schlecht als recht durch die Tage. Der Selbstwert bleibt brüchig und wird an äußeren Gegebenheiten festgemacht.

Da sollten wir doch mal den Versuch machen, unser drittes Chakra zu aktivieren. Dann kann von außen kommen, was will, denn wir sind die Ruhe selbst. Voller Mitgefühl, ja, das bleibt uns erhalten. Aber wir lassen uns nicht mehr unsere eigene Kraft rauben.

Das Nabelchakra reinigen

Um das Nabelchakra, also den Solarplexus, aufzumuntern, ist es erst einmal wichtig, störende und fremde Energien auszuräumen. Das geht am besten mit der Kraft des Feuers, dem zugehörigen Element dieses Chakras.

Sorgen Sie für äußere und innere Ruhe, und konzentrieren Sie sich auf Ihren Solarplexus. Legen Sie Ihre Hand auf Ihren Bauch, oberhalb des Nabels. Fühlen Sie sich ein in dieses Chakra. Versuchen Sie, seinen Zustand zu erkennen. Sind die Blütenblätter geschlossen? Dreht es sich langsam oder eher schnell? Wie ist seine Farbe? Trüb oder klar, stumpf oder leuchtend?

Stellen Sie sich dann eine Flamme vor, vielleicht eine Fackel oder eine Kerze – was Ihnen angenehmer ist. Sehen Sie in Ihrer Vorstellung, wie die Flamme alles verbrennt, was nicht hierhin gehört, wie sie den gesamten Bereich reinigt und klärt. Jeglicher Schmutz wird von der Flamme entfernt.

Stellen Sie sich Ihr drittes Chakra wie eine Blüte vor, eine Lotosblüte mit zehn Blütenblättern. Diese Blume wird durch die Reinigung immer heller, bis sie schließlich in einem klaren, leuchtenden Gelb erstrahlt. Die Blütenblätter sind nun weit geöffnet. Das Licht Ihres Feuers erhellt Ihren gesamten Bauchraum. Es wird Ihnen nun leichtfallen, gut zu verdauen – ganz gleich, ob es sich um Essen oder Gefühle handelt.

Danken Sie abschließend dem Feuer für seine reinigende Kraft, und erfreuen Sie sich an Ihrem aktiven und stabilen Nabelchakra. Damit dies so bleibt, sollten Sie sich mit der Farbe Gelb noch mehr auseinandersetzen. Tauchen Sie daher ein in die Faszination von Gelb!

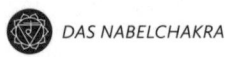

Gelb – die Farbe der Klarheit

Ein helles, freundliches Gelb ist die stärkste Farbe für das Nabelchakra, das sogenannte Sonnengeflecht. Aber auch in unserem täglichen Leben hat Gelb eine große Bedeutung. Es ist so vielfältig. Denken Sie nur an Goldgelb, Maisgelb, Zitronengelb oder Sonnengelb. Ohne Gelb würde uns etwas Wichtiges fehlen. Einen Frühlingsgarten machen die gelben Blumen erst perfekt, eine Sommerwiese bringen sie zum Strahlen, und das Herbstlaub beginnt, durch Gelb zu Leuchten – als würde diese Farbe das Sonnenlicht wiedergeben!

Die Sonne hat tatsächlich mit dieser Farbe zu tun, strahlt sie uns doch mit einem goldgelben Licht an. In der Astrologie werden der Sonne die Farben Gold und Orange zugeordnet, Gelb zählt dort zum Planeten Merkur. Die Sonne symbolisiert den Geist und Merkur den Verstand. Merkur kann sich, von der Erde aus gesehen, nur bis maximal 28 Grad von der Sonne entfernen, er steht also immer in ihrer Nähe. Schon dies zeigt die enge Verbindung von Sonne und Merkur, von Geist und Verstand, von Gold und Gelb. Sie gehören zusammen!

In der römischen Mythologie wird Merkur, der Gott der Reisenden, der Händler und der Diebe, auch als Bote der anderen Götter beschrieben – als ihr Diener. Er führte Aufträge aus, und zwar ohne Gewissensbisse. Dieser Eindruck haftet ihm zum Beispiel im Horoskop immer noch an. Je nachdem, wie auf ihn eingewirkt wird, ändert sich auch seine Einstellung. An sich ist Merkur weder gut noch schlecht, er ist jedoch ein Diener und somit beeinflussbar. Auch seine Farbe, das Gelb, ist im weitesten Sinne beeinflussbar, es kann leicht beschmutzt werden. Es ist die hellste aller Farben und daher besonders anfällig und empfindlich.

Die Farbe Gelb gefällt wohl allen als Farbtupfer auf einer Wiese. Dennoch betrachten viele Menschen das Gelb mit gemischten Gefühlen. Als Kleidungsfarbe fehlt es häufig im Schrank. Auch als Wandfarbe wird es nur in Abstufungen verwendet und selten in einem reinen Gelbton. Viele sagen, diese Farbe verursache ihnen Magenschmerzen. Wie kommt das? Und wieso eigentlich Magenschmerzen, wenn doch Gelb als Farbe des Verstandes gilt? Das Ideal eines Verstandes wird durch einen Geist erfüllt, der klar und leuchtend ist wie die Sonne, unbestechlich und nicht getrübt durch Emotionen. Ideal wäre auch ein leuchtend gelbes Nabelchakra. Doch dieses zu erlangen, ist gar nicht so einfach.

Schauen wir noch einmal zu den astrologischen Hintergründen: Hier wird der Planet Merkur der Farbe Gelb zugeordnet. Seine Heimat findet er in den Tierkreiszeichen Zwillinge und Jungfrau. Das Zeichen Zwillinge steht für Kommunikation, für den Verstand und für die Verbindungen mit anderen Menschen. Dem Zeichen Jungfrau aber wird im körperlichen Bereich der Bauchraum zugeordnet. Damit haben wir die Verbindung gefunden – von Gelb und den Verstandeskräften des Zwillinge-Merkurs hin zum Bauchraum des Jungfrau-Merkurs. Im Bauchraum ist der Sitz des dritten Chakras, des Solarplexus oder auch Sonnengeflechtes; diesem wird ebenfalls die Farbe Gelb zugeordnet. Der Magen selbst hat allerdings, astrologisch gesehen, mit dem Mond zu tun. Dieser ist wiederum als Symbol für Emotionen bekannt. Sämtliche Gefühle und auch Erinnerungen werden ihm zugeordnet.

Vom Nabelchakra aus findet ein Austausch von Energien statt. Man kann sich das vorstellen wie ein Netz aus Schnüren, das uns mit anderen Menschen verbindet. Allerdings handelt es sich dabei in der Regel um Bänder, die das Unterbewusstsein knüpft. Dies macht es umso schwieriger, ihnen auf die Spur zu kommen. Verbindungen werden mit aufgebaut und

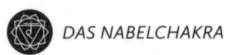

durch sie gehalten, eine starke Einflussnahme ist möglich. Das kann so weit gehen, dass der andere manipuliert und im Extremfall auch vollkommen kontrolliert wird. Selbstständige Entscheidungen fallen dann schwer oder werden gar unmöglich gemacht.

Solche Bindungen sind generell als ungesund und ungünstig zu bewerten, weil sie nur über die Abhängigkeit aufrechterhalten werden. Wirkliche Liebe, echte Gefühle, spielen hier keine Rolle. Echte Liebesverbindungen hingegen werden über das Herzchakra geknüpft, sie sind frei von persönlichen Absichten und Eigennutz. Ein Zuviel an Bindung und Abhängigkeit will natürlich niemand. Genau das dürfte ein Hauptgrund sein, warum bei einem Zuviel an Gelb manchen Menschen sogar übel wird. Es schlägt ihnen buchstäblich auf den Magen beziehungsweise auf das dritte Chakra.

Es gibt aber noch weitere Gründe, warum wir Gelb gegenüber so zwiespältig eingestellt sind. Einer davon ist in der Geschichte zu finden. Schließlich tragen wir unbewusst die Erinnerung an die Vergangenheit in uns, als eine Art belastendes Erbe unserer Vorfahren. Im christlichen Mittelalter wurde die Farbe Gelb abgelehnt und zur Farbe der Dirnen erkoren. Der Grund dafür wird in der Verbindung zur Venus gesehen – die heidnische Liebesgöttin Venus wurde in gelbe Gewänder gehüllt dargestellt. Gelb galt für den Alltag als zu aufdringlich und zu grell.

In der Tat fällt strahlendes Gelb auf, ist es doch sogar bei Nebel von Weitem zu erkennen. Doch in früheren Tagen wurde nicht viel Gutes an Gelb gelassen. Mit Ekel, Eiter und Aussatz wurde es gleichgesetzt. So musste auf Pesthäusern zum Beispiel eine gelbe Fahne gehisst werden.

Neid zählt zu den sieben Todsünden, und im Volksmund heißt es: »Der ist gelb vor Neid.« Wer sich oft ärgert, oftmals

Neid, Missgunst und Eifersucht empfindet, wer voller Angst seine Gefühle unterdrückt, dem schlägt sein übler Gemütszustand irgendwann auf den Magen oder auf die Leber. Diese Organe werden dadurch anfällig für Krankheiten. Eine davon ist Hepatitis, die Gelbsucht. Wenn die Leber krank ist und nicht richtig funktioniert, wird der Gallensaft nicht verarbeitet und über die Haut ausgeschüttet (»die Galle läuft über«). Infolgedessen färbt sich die Haut gelb. So wird schließlich auch nach außen sichtbar, dass Gelb wohl kaum viel Gutes an sich haben kann. Aber das kann es durchaus – sofern es strahlend und klar ist. Die Klarheit ist es, nach der wir bei dem Aufbau dieses Chakras streben sollten – die Klarheit von Gelb, die Klarheit der Emotionen.

Gelb ist, trotz aller Versuche, es in den Schmutz zu ziehen, die Farbe des Lichts und der Freundlichkeit. Es ist eine aktive, nach außen strahlende Farbe voller Wärme und Optimismus. Goethe schrieb in seiner Farbenlehre über Gelb: »Sie führt in ihrer höchsten Reinheit immer die Natur des Hellen mit sich und besitzt eine heitere, muntere, sanftreizende Eigenschaft. [...] Diesen erwärmenden Effekt kann man am lebhaftesten bemerken, wenn man durch ein gelbes Glas, besonders in grauen Wintertagen, eine Landschaft ansieht. Das Auge wird erfreut, das Herz ausgedehnt, das Gemüt erheitert; eine unmittelbare Wärme scheint uns anzuwehen.«

Die Farbe Gelb vermittelt also Helligkeit, Behaglichkeit, Erwärmung und Erheiterung. Ein Bild scheint zu leuchten, wenn Gelb darin auftaucht.

Gelb regt eben an! In der Farbtherapie wird es eingesetzt, wenn sich irgendwo im Körper etwas verfestigt oder verhärtet hat. Bei Steinbildung, Kalkablagerung, Arthrose, aber auch bei Verstopfung soll eine Behandlung mit gelbem Licht helfen, die Körpersäfte wieder in Bewegung zu bringen. Da-

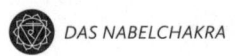

rüber hinaus regt Gelb die geistigen Aktivitäten an, es bringt frischen Wind in eingefahrenes Denken. Daher sollte in einem Raum, in dem Sie Gespräche führen, ob es die Küche, das Büro oder ein Beratungsraum ist, Gelb auftauchen. Auch sollten sich Menschen, die zu sehr in der Vergangenheit leben und Angst vor Neuem haben, mit Gelb umgeben. Sie werden vieles klarer sehen, ihre Vorstellungen werden leuchtender sein. Da Gelb zugleich die Freude am Lernen und den Optimismus fördert, ist es auch eine ideale Farbe für ein Kinderzimmer.

Gerade weil Gelb so auffallend ist, ruft es förmlich nach anderen Menschen. Wie der Planet Merkur, so steht auch Gelb für die Fähigkeit, Kontakte zu knüpfen. Wer unter Einsamkeit und Abgrenzung leidet, sollte es mit der Farbe Gelb versuchen. Gelb kann wirklich aus der Isolierung heraushelfen! Anfangs empfiehlt es sich, es mit Gelb nicht zu übertreiben. Denn wessen Psyche über eine zu lange Zeit in der Dunkelheit gewohnt hat, auf den kann eine plötzliche Überfülle an Licht wie ein Schock wirken.

Auch wer dazu neigt, Gedanken und Gefühle zu vermischen, wer sich zu leicht beeinflussen lässt oder auch gerne andere manipuliert, nur um bloß nicht die Kontrolle zu verlieren, sollte sich die Zeit geben, langsam in die Kraft von Gelb hineinzuwachsen. Vielleicht probieren Sie es erst einmal mit einem Akzent, einem Schal oder einer Blume, dann als Muster in andersfarbiger Kleidung.

Das Ziel ist es, sich von alten Glaubenssätzen zu verabschieden und selbstbestimmt durch das Leben zu gehen. Dann lässt sich das wunderbare Strahlen dieser Farbe genießen. Die Beweglichkeit und die zunehmende Lebensfreude können verinnerlicht werden. Gelb kann jeden trüben Tag erhellen!

Die gelbe Meditation – für Klarheit und Selbstbestimmung

Was verbinden Sie mit der Farbe Gelb? Neid, Eifersucht und Krankheit oder Sonne, Freude und Strahlkraft? Zerbrechen Sie sich oft den Kopf über Dinge, die Sie eigentlich nichts angehen, die Sie sowieso nicht ändern können? Oder gehen Sie vertrauensvoll und klar das an, was in Ihrer Macht liegt? Haben Sie Angst vor Kritik? Können Sie Ihre Gefühle ausdrücken? Sind Sie sich Ihrer Ziele bewusst?

Wie sieht es bei Ihnen aus: Legen Sie einen ungesunden Kontrollzwang an den Tag, treiben Sie dauernd Aktivitäten umher? Oder trauen Sie sich im Gegenteil dazu sogar gar nichts zu und halten alle anderen für stärker und erfolgreicher? In beiden Fällen ist das Nabelchakra nicht ausgeglichen. Wenn Sie nämlich in Harmonie mit sich und der Welt sind, können Sie sich selbst annehmen, wie Sie sind, und andere so lassen, wie sie sind. Sie mischen sich nicht ungebeten ein und lassen auch nicht zu, dass Sie manipuliert werden.

Der Bauchbereich ist unser Kraftzentrum, dort können wir uns zentrieren, unsere Mitte finden und „aus dem Bauch heraus" Entscheidungen fällen. Wie die Sonne unsere Erde erhellt und Merkur unsere Vernunft stärkt, so sollte das Nabelchakra strahlen, um unser Leben klar, rein und hell zu machen.

Die Sinneswahrnehmung, die zum Nabelchakra gehört, ist das Sehen. Zünden Sie eine gelbe Kerze an, und legen Sie sich dazu gelbe Tücher zurecht, am besten in Schattierungen von Zitronengelb, Sonnengelb und Dottergelb. Wenn Sie keine Schals oder Kleidungsstücke in diesen Farben besitzen, besorgen Sie sich Futterseide – die gibt es in schönen farblichen Abstufungen und mit feinem Glanz. Wenn Sie ohne farbige Tücher meditieren wollen, trainieren Sie einfach noch mehr Ihr inneres Sehen.

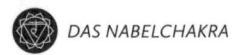

Wählen Sie eine Zeitspanne aus, in der Sie völlig ungestört sind. Setzen oder legen Sie sich bequem hin, entspannen Sie Ihren Körper. Verbinden Sie Ihre Fußsohlen mit der Erde und stärken Sie Ihre Lichtverbindung zum Himmel. Atmen Sie tief in den Bauch hinein. Zentrieren Sie sich.

Lenken Sie nun Ihr Bewusstsein auf die Farbe Gelb. Freuen Sie sich auf Gelb. Freuen Sie sich darauf, Gelb mit allen Sinnen zu erfahren, Gelb zu sehen, Gelb zu hören, Gelb zu riechen, Gelb zu schmecken und Gelb zu fühlen. Verbinden Sie diese Farbe mit Ihrem Nabelchakra und auch mit den Qualitäten Freiheit, Klarheit, Selbstbestimmtheit, Macht sowie Ausgewogenheit. Freuen Sie sich mit all Ihren Sinnesorganen auf Gelb. Stellen Sie sich die Farbe Gelb in Gedanken vor.

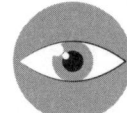

Gelb sehen

Machen Sie diese Übung besonders ausgiebig, denn der Sehsinn wird dem Nabelchakra zugeordnet, er bringt dieses Chakra am stärksten zum Strahlen.

Sehen Sie in Ihrer Vorstellung ein Weizenfeld. Das Getreide ist schon bereit zur Ernte. Sehen Sie, wie der Wind und die Sonne mit den Ähren spielen. Sehen Sie daneben eine Wiese, übersät mit Löwenzahn und Butterblumen. Die Wiese sieht saftig und einladend aus.

Versetzen Sie sich in Ihrer Vorstellung in die Hügellandschaft der Toskana. Sehen Sie Zypressen, ein malerisches Weingut, dazu blühende Sonnenblumenfelder, so weit das Auge reicht. Sehen Sie sich selbst, in gelbe Gewänder gehüllt durch diese Felder wandern.

Gehen Sie in Ihrer Vorstellung noch weiter in den Süden. Sehen Sie sich auf einer Bananenplantage spazieren gehen. Betrachten Sie die reifen Früchte, die an den Stauden hängen. Entdecken Sie auf Ihrem Spaziergang ein Dorf und sehen Sie wehende Fähnchen, die auf dem Dorfplatz stehen. Sie laden zu einem Fest ein. Sehen Sie, wie schön die Tische geschmückt sind – mit gelben Blumen und mit Obstkörben, die gefüllt sind mit Bananen, Zitronen und Papaya.

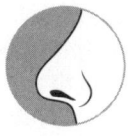

Gelb hören

Hören Sie ein Orchester spielen. Eine Sinfonie wird angestimmt. Genießen Sie den Klang der aufwühlenden und großartigen Musik. Hören Sie, wie die Musik anschwillt, wie sie feurig und mitreißend wird, dann wieder leise, gefühlvoll und melodisch. Achten Sie auf die einzelnen Instrumente, und hören Sie die Geigen heraus. Nehmen Sie die einzelnen Töne wahr, wie sie glockenhell und glasklar durch die Luft schwingen.

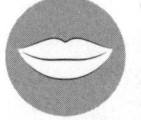

Gelb riechen

Riechen Sie einen feinen zitronigen Duft, frisch und klar. Alles Alte und Verstaubte verzieht sich durch diese herrliche Frische. Der Geruch von Lavendel mischt sich unter, würzig und intensiv. Und schließlich riechen Sie Kamille, diesen seit Urzeiten tröstenden und heilsamen Duft – jetzt wird alles gut, das riechen Sie.

Gelb schmecken

Stellen Sie sich den Geschmack von reifen, süßen Früchte vor – Papaya, Bananen und auch frisch vom Baum gepflückte Zitronen. Bereiten Sie sich in Ihrer Vorstellung einen Saft aus den verschiedenen Obstsorten, und stellen Sie sich vor, wie Sie das Sonnenlicht, die Reife und die Gesundheit mit diesem Trank tief in sich aufnehmen.

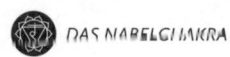

Gelb fühlen

 Versetzen Sie sich in Ihrer Vorstellung an den Strand der Ostsee. Die Wellen spülen Ihnen einen wunderschönen, klaren Bernstein vor die Füße. Heben Sie den Stein auf, halten Sie ihn in Ihrer Hand und fühlen Sie, wie weich und sanft dieses zu Stein gewordene Baumharz ist. Nehmen Sie sein goldenes Licht und seine Weisheit in sich auf.

Legen Sie sich, mit Ihrem Bernstein in der Hand, in den warmen Sand. Es ist Sommer. Es ist heiß. Das Sonnenlicht streichelt Ihre Haut. Lassen Sie Ihren ganzen Körper von den Sonnenstrahlen erwärmen. Bis in jede Faser durchdringt Sie die angenehme Wärme. Sie spüren die Sonne in sich. Sie fühlen, wie hell Ihr eigenes Licht strahlt.

Bleiben Sie eine Weile bei diesem Bild, um es tief in sich zu verankern.

Die Kraft bewahren

Lassen Sie das Selbstbewusstsein zu, das die Farbe Gelb mit sich bringt. Freuen Sie sich auf Klarheit und Selbstbestimmtheit in Ihrem Leben. Beschließen Sie für sich, diese Energieform in Ihr Wesen zu integrieren.

Sie wissen jetzt: Gelb schenkt Ihnen ein gutes Bauchgefühl und lässt Sie Ihre Gefühle klar ausdrücken. Gelb öffnet den Zugang zu Ihrer eigenen Macht. Sie haben einen festen Stand, der Ihnen einen lebendigen Austausch mit anderen Menschen ermöglicht. Ihr Leben ist weder langweilig, noch fühlen Sie sich überfordert. Gelb lässt Ihre Persönlichkeit strahlen. Denn Sie tragen nun die Klarheit in sich, die die Farbe Gelb verleiht. Sie haben die Sonne in sich gefunden. Sie haben Gelb in sich! Bekräftigen Sie diese Erfahrung durch ein paar tiefe Atemzüge.

Kommen Sie nun mit Ihrer Aufmerksamkeit wieder ins Hier und Jetzt zurück. Bewegen Sie sich und atmen Sie tiefer. Ihre Wirklichkeit hat Sie wieder – gestärkt durch die Kraft von Gelb und mit einem stets offenen Zugang zu dieser Kraft.

Yoga für das Nabelchakra

Beim Nabelchakra geht es um Selbstbestimmung, Selbstwertgefühl, ausgeglichene Emotionen, gutes Bauchgefühl, psychische Stabilität, Unabhängigkeit, Willenskraft und Selbstermächtigung. Um diese Qualitäten zu erreichen, helfen im Yoga alle vorwärts- und rückwärtsbeugenden Stellungen, auch die Drehstellungen. Die obere Lendenwirbelsäule wird dabei gelockert und angesprochen.

Das Boot in Bauchlage

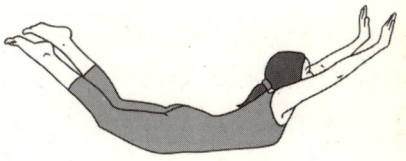

Legen Sie sich auf den Bauch, die Beine ausgestreckt, die Arme nach vorn ausgestreckt. Heben Sie Arme und Beine. Bringen Sie den Kopf zwischen die Arme und schaukeln Sie ein paarmal gleichmäßig vor und zurück, bevor Sie sich in Bauchlage entspannen.

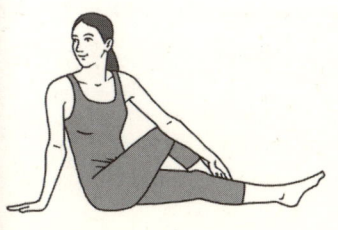

Der halbe Drehsitz

Sie sitzen auf dem Boden, die Beine ausgestreckt nebeneinander, die Füße sind entspannt, der Oberkörper ist gerade. Die Arme sind gestreckt nach unten, sie liegen am seitlichen Rücken an, die Hände liegen auf dem Boden auf.

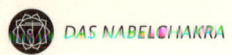

Nun winkeln Sie das rechte Bein an, das Knie nach oben und stellen den rechten Fuß an die Außenseite Ihres linken Knies. Dann heben Sie den linken Arm gerade nach oben und senken ihn ab, sodass er parallel am Unterschenkel des angewinkelten Beines anliegt. Die linke Hand berührt also den rechten Fußknöchel. Den Oberkörper drehen Sie dabei nach rechts hinten. Der Rücken und die Schultern bleiben gerade. Halten Sie die Übung kurz und entspannen Sie sich. Dann führen Sie den Drehsitz in die andere Richtung aus.

Eine zum Nabelchakra passende Mudra ist die *Agni Mudra.* Sie ist, wie auch das Chakra, dem Element Feuer zugeordnet. Sie bewirkt die Stärkung der Willenskraft und fördert den Unternehmergeist.

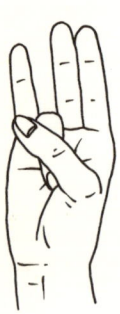

Strecken Sie für die *Agni Mudra* eine Hand aus, die Handfläche zeigt nach oben oder nach vorn. Der Ringfinger wird abgewinkelt, der Daumen liegt auf dem mittleren Glied des Ringfingers. Die übrigen Finger bleiben ausgestreckt.

Halten Sie diese Position etwa eine Minute, wenn Sie möchten, auch länger. Machen Sie Pause und wiederholen Sie die Übung, insgesamt dreimal.

Prägen Sie sich dazu folgende heilende Sätze ein:
»Ich fühle, was mir guttut.«
»Ich habe ein sonniges Gemüt.«
»Ich treffe klare Entscheidungen aus dem Bauch heraus.«
»Ich bin unabhängig.«
»Ich habe die Macht über mich.«
»Ich weiß, was ich will.«
»Ich erreiche meine Ziele.«

Das Nabelchakra gesund erhalten

Nach der Reinigung und dem Aufbau gilt es nun, das dritte Chakra zu schützen, damit Sie nicht bei der nächsten sich bietenden Gelegenheit wieder alles in sich aufnehmen, was an Schmutz und Unrat herumliegt. Auch sollen andere bei Ihnen nicht länger Energie absaugen können. Das haben Sie auch nicht nötig, Sie verfügen jetzt über einen Zugang zu Ihrer eigenen Kraft, zu Ihren eigenen Gefühlen. Sie bekommen ein wirklich gutes „Bauchgefühl". Irrtümer werden deutlich weniger, und Ängste verschwinden.

Als Schutz eignet sich die Vorstellung eines Lichtkissens, das sich direkt vor Ihr Nabelchakra legt. Auch das Symbol einer strahlenden Sonne ist schön dafür. Sie können während einer Ruhephase einen gelben oder goldenen Edelstein, wie einen Zitrin, einen Bernstein oder einen Topas, auf Ihren Bauch legen und ihn vielleicht auch einmal über Nacht mit einem Pflaster dort befestigen.

Machen Sie sich noch einmal die Sanskrit-Bezeichnung dieses Chakras bewusst: „Manipura". Das heißt „leuchtender Juwel". Stellen Sie sich dieses Chakra vor wie einen strahlenden, goldgelben Edelstein. Stellen Sie sich dabei vor, dass das Chakra strahlt wie diese Edelsteine – oder wie die Sonne selbst. Betrachten Sie ein Mandala und nehmen Sie das Leuchten wahr, das von der Mitte her das Energiebild überstrahlt.

Mit einem gesunden Nabelchakra können Sie Ihre eigene Persönlichkeit zum Ausdruck bringen. Sie dürfen sich zeigen, Sie dürfen strahlen. Genießen Sie ab jetzt Ihre Erfolge. Die können Sie nun haben, ohne andere auszunutzen oder sich ausnutzen zu lassen.

Lavendel, Kamille, Fenchel und Zitrone unterstützen das Gesunderhalten des Nabelchakras. Bereiten Sie sich einen Tee daraus zu, geben Sie die entsprechenden Aromaöle in Ihr

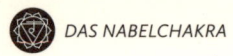

Badewasser oder in ein Duftlämpchen. Sie können sich die Öle auch direkt in Ihren Solarplexus einmassieren.

Atmen Sie den Duft frischer Blüten ein. Holen Sie sich ein Zitronenbäumchen ins Haus, oder pflanzen Sie Lavendel und Kamille in Ihren Garten oder auf Ihren Balkon. Machen Sie sich mit Feuer vertraut – Lagerfeuer, Kaminfeuer oder Kerzenflammen. Hören Sie dabei Musik, die sanfte Gefühle weckt. Singen Sie ein helles, offenes „Oooo".

Tragen Sie viel Gelb. Gehen Sie tagsüber häufig ins Freie, und nehmen Sie bewusst das Sonnenlicht wahr, das auch bei bedecktem Himmel vorhanden ist – denn sonst wäre es ja dunkel. Drehen Sie sich um Ihre eigene Achse, immer wieder. Atmen Sie tief in den gesamten Bauchraum ein und wieder aus. So halten Sie Ihr Nabelchakra gesund.

Ein gut arbeitendes Nabelchakra gibt psychische Stabilität, Unabhängigkeit und inneren Frieden. Sie schwanken nicht länger zwischen „himmelhoch jauchzend" und „zu Tode betrübt", sondern haben Ihre Gefühle im Griff und zeigen sie, wann immer Sie es wollen. Sie sind Ihren Emotionen nicht mehr hilflos ausgeliefert. Sie können sich auf gute Nerven freuen, eine regelmäßige Verdauung, einen gesunden Stoffwechsel und einen tiefen Schlaf.

Sie fühlen sich wieder lebendig, steuern Ihre Ziele energisch an und verwirklichen sie. Sie treffen klare Entscheidungen – aus dem Bauch heraus, ohne sich beeinflussen oder manipulieren zu lassen. Sie haben es nicht länger nötig, andere zu kontrollieren oder sich kontrollieren zu lassen. Ihr eigenes Wohlbefinden machen Sie nicht mehr von anderen abhängig. Sie sind eine starke Persönlichkeit, kraftvoll und gefühlvoll zugleich. Sie ruhen in sich selbst und haben ein sonniges Gemüt! Ist das nicht wunderbar?

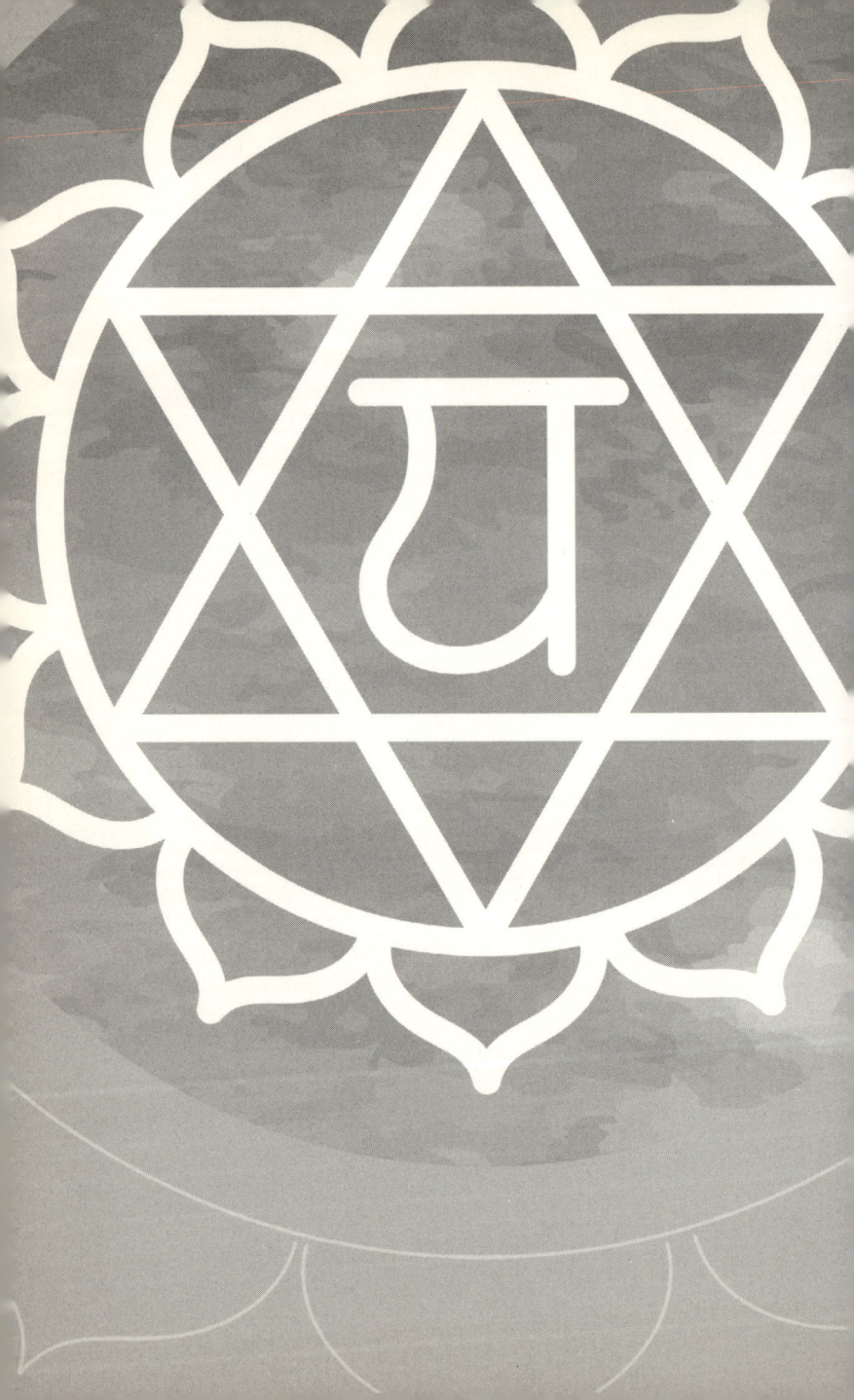

DAS HERZ-CHAKRA

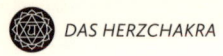

Das Herzchakra – die Fähigkeit, zu heilen und zu lieben

> *»Leben allein genügt nicht, sagte der Schmetterling. Sonnenschein, Freiheit und eine kleine Blume muss man auch haben.«*
>
> **Hans Christian Andersen**

Sehnen Sie sich nach einer glücklichen Partnerschaft? Träumen Sie von einer erfüllenden Liebe voller Zärtlichkeit, Achtsamkeit und Leidenschaft? Wünschen Sie sich freundliche Menschen um sich herum? Wären Sie gerne großzügig und herzlich? Oder werden all diese Bedürfnisse bei Ihnen längst gestillt? Nur, wenn Sie die letzte Frage mit Ja beantworten, können Sie sich sicher sein, dass Ihr Herzchakra bestens in Form ist. Wenn nicht, dann wissen Sie inzwischen, dass Sie alle Möglichkeiten für seine Energetisierung in sich tragen. Sie brauchen gar nicht länger auf die Zuwendung von außen zu warten, brauchen nicht frustriert Lieblosigkeit mitanzusehen und müssen keine weiteren Enttäuschungen einstecken. Sie können einen glücklichen, herzensfrohen Menschen aus sich machen: Aktivieren Sie Ihr Herzchakra! Damit strahlen Sie Liebe und Herzlichkeit aus, all das eben, was Sie sich von anderen Menschen wünschen – und Sie werden genau diese herrlichen Qualitäten zurückerhalten. Werden Sie zum Sender und damit auch zum Empfänger von Liebe.

Liebe wirkt heilend. Das weiß jedes Kind, das von seiner Mutter und seinem Vater in die Arme genommen und geliebt wird, so, wie es ist. Zumindest wäre das die Idealvorstellung. Manche Menschen durften dieses wunderbare Gefühl nicht einmal als Kind erleben. Auch als Erwachsener sehnt man sich oft vergeblich danach.

Lieben muss man aber nicht lernen. Die Liebes- und Heilkraft des Herzens ist angeboren. Man hat sie daher selbst dann, wenn sie durch eine harte Kindheit oder schwere Erlebnisse im Erwachsenenalter überdeckt wird. Ein jeder trägt die Anlage zu lieben in sich – genauso wie jeder ein Herz hat – und kann dieses Gefühl weitergeben! Das bedeutet für uns, dass wir die Vergangenheit Vergangenheit sein lassen können, wie schwierig sie auch immer war, und uns daranmachen sollten, den Zugang zur Kraft unseres Herzens freizulegen. In jedem Alter dürfen wir uns dafür entscheiden, zu lieben und geliebt zu werden.

Menschen, die sehr verbittert sind und ein enttäuschtes, verletztes oder verhärtetes Herz haben, stellen sich den Weg dahin oftmals als ungeheuer schwierig, wenn nicht sogar als unmöglich vor. Das ist er aber nicht, denn man muss ja nicht an einem Tag alle Mauern einreißen. Diese waren schließlich einmal zum Schutz gedacht. Es geht nur Stück für Stück. Mit jedem Steinchen, das aus der Mauer entfernt wird, lässt sich spüren, wie das Herz von Licht und Liebe überströmt wird. Es ist ein wunderbares Geben und Nehmen.

Unser Herzchakra ist in vielerlei Hinsicht ein Zentrum: Es befindet sich in der Mitte des Körpers, es ist der Sitz der Liebe und wird daher sogar zum Mittelpunkt unserer Aufmerksamkeit. Als das mittlere der sieben Chakren bildet es einen wichtigen Knotenpunkt – die Verbindung der himmlischen (von oben kommenden) und der irdischen (von unten kommenden) Energieströme. Hier läuft alles zusammen: Die irdischen Triebe der unteren Chakren werden inspiriert, und die geistigen Ideen der oberen Chakren werden mit Leben und Wärme erfüllt. Materielles verbindet sich mit Spirituellem. Die Erde verbindet sich also im Herzchakra durch die Kraft der Liebe symbolisch mit dem Himmel.

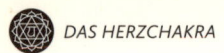

Die Herzensliebe kann trösten, heilen und ausgleichen – genau wie die beiden Farben des Herzchakras, Rosa und Grün. Darin zeigt sich die vermittelnde Kraft dieses Chakras. Rosa ist eine Mischung zwischen dem Rot des Wurzelchakras und dem Weiß des Kronenchakras. Es steht für Zartgefühl und Nächstenliebe. Grün, die Hauptfarbe des Herzchakras, wird aus Blau und Gelb gebildet, den beiden Farben der angrenzenden Chakren. Es steht in der Farbenlehre für Ausgleich und Harmonie. Das Herzchakra schenkt inneren Frieden und Heilung.

Eine weitere Entsprechung der Farbe Grün zu den Themen „Ausgeglichenheit" und „Freundlichkeit" zeigt sich in der astrologischen Überlieferung. Hier wird Grün nämlich zum einen dem Tierkreiszeichen Stier zugeordnet, zum anderen, als Lindgrün, auch dem Tierkreiszeichen Waage. Zur Waage zählen daneben auch die Farben Rosa und Hellblau. Beide Tierkreiszeichen sind Zeichen, die der Venus unterstehen, dem Planeten, der, genau wie die Farben Grün und Rosa, für Ausgleich, Sanftmut, Liebe und Verständnis steht.

Ein Garant für Harmonie und Ausgleich ist die Waage-Venus. Sie versteht immer beide Seiten. Auch bei scheinbar unvereinbaren Gegensätzen gelingt es ihr, eine Brücke zu bauen. Eine Waage vermag es, zwischen Extremen auszugleichen – genau wie die Farben Rosa und Grün. Achten Sie wieder auf die Redewendungen. Sieht man etwas durch eine „rosarote Brille", dann hat man eine besonders gütige und liebevolle Sichtweise. Grün bringt die Seele in Balance. Bestimmt kennen Sie die beiden Redewendungen „jemandem nicht grün sein" und „komm an meine grüne Seite". Im ersten Fall mag man den anderen nicht, im zweiten Fall ist gemeint: »Setz dich zu mir, komm an mein Herz«. Mit Grün lässt sich also ebenfalls Zuneigung ausdrücken.

Die Stier-Venus weist auf die direkte Verbundenheit mit der Natur und auf die sinnlichen Genüsse hin. Ein echter Stier findet im Umgang mit der Natur Frische und Erneuerung. Nicht selten haben Stier-betonte Menschen den berühmten „grünen Daumen", der ihnen ein besonderes Talent im Umgang mit der Natur verleiht. Unter ihren Händen wachsen und gedeihen die Pflanzen. Diese Fürsorge, die Wachstum und Leben hervorbringt, ist mit der Farbe Grün untrennbar verbunden. Schauen wir uns dazu die sprachliche Wurzel an: Im Althochdeutschen gab es das Wort „gruoen". Davon leitet sich unser Wort „grünen" ab, genauso aber das englische Verb „grow", das „wachsen" bedeutet. Der Sprachstamm zeigt deutlich, dass grünen und wachsen eng zusammenhängen. Grün bedeutet Leben!

Für das Herz als Organ ist in der Astrologie die Sonne zuständig. Wie das Herz für den Körper als Zentrum der Lebenskraft gilt, so ist die Sonne am Himmel das Zentrum unseres Planetensystems. Sie wirkt heilend und stärkend, gilt sie doch als Lebensspenderin. Ein Mensch mit starker Sonne im Horoskop hat eine herzerwärmende, fürsorgliche Ausstrahlung. Die Sonne macht ihn selbstbewusst, großzügig und herzlich.

Seine körperliche Entsprechung hat das Herzchakra naturgemäß im Herzen, dazu werden Blutkreislauf, Lunge, Arme, Hände, Brustwirbel und Schultern gezählt. Auch die Thymusdrüse ist mit diesem Chakra verbunden. Die Thymusdrüse ist für unser Immunsystem zuständig, sie stärkt die Lebens- und die Abwehrkraft. Sicherlich haben Sie auch schon die Erfahrung gemacht, dass Sie leichter krank werden, wenn Sie seelisch angeschlagen sind. Das macht deutlich, dass ein gut funktionierendes Herzchakra die Abwehrkräfte fördert. Auch seelische Verletzungen können heilen.

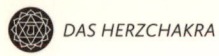

Ein blockiertes Herzchakra

Halten Sie sich für herzlich, hilfsbereit und fit? Oder sind Sie vom Leben enttäuscht und oft erkältet? Ängste scheinen in den Himmel zu wachsen, wenn das Herzchakra blockiert ist. Schon wenn einer im Raum eine kleine Erkältung hat, kommt bei Menschen mit geschlossenem Herzchakra eine fast panische Furcht vor einer Ansteckung auf. Meist zu Recht, denn ohne Schutz und Kraft sind sie tatsächlich ein gefundenes Fressen, und nicht nur für Bakterien. Diese Menschen strahlen Enttäuschung und Verletzlichkeit aus. Sie wirken oftmals kalt und lieblos, sind verbittert und einsam. Meist haben sie große Probleme, Kontakte zu knüpfen oder eine glückliche Partnerschaft zu führen. Sie fühlen sich unverstanden, können sich manchmal auch selbst nicht leiden, und das Zusammensein mit anderen laugt sie aus.

Aber Sie brauchen es sich jetzt nicht zum Ziel zu setzen, dass Sie erst dann mit sich zufrieden sind, wenn Sie jeden Menschen auf der ganzen Welt lieben können. Irgendwann erreichen wir vermutlich alle diese Meisterschaft, aber bis dahin ist es normal und natürlich, dass man nicht alle Leute wirklich liebt. Setzen wir die Messlatte niedriger an: Es ist schon viel gewonnen, wenn wir aufhören, über andere zu urteilen – ihnen nicht mehr vorwerfen, dass sie so sind, wie sie sind, oder wenn wir uns selbst nicht länger zum Vorwurf machen, dass wir so sind, wie wir eben sind.

Dazu gehört auch, den anderen nicht die Schuld an den eigenen Verstrickungen zu geben. Wer an Vorwürfen und Groll festhält, belastet am meisten sich selbst. Wenn die Gedanken immer wieder um eine Angelegenheit kreisen, wird ein großer Teil der Energie bei diesem Thema festgehalten, er kann folglich nicht mehr frei fließen und nicht für andere, aktuelle Themen zur Verfügung stehen. Die Angst, erneut ausgenutzt zu werden, setzt sich durch. Das Herz verhärtet. Man möchte nicht mehr geben, wird misstrauisch und geizig. Man gönnt sich selbst nichts und auch anderen nichts.

Ein gestörtes viertes Chakra kann sich im Körper als Herzerkrankung niederschlagen. Dazu zählen auch ein zu hoher oder ein zu niedriger Blutdruck, Durchblutungsstörungen, Atembeschwerden, Asthma, Allergien, Erkältungsanfälligkeit, Brustwirbel- und Schulterschmerzen sowie Rheuma in den Händen und Armen.

Ist das Herzchakra gut entwickelt, verfügt man nicht nur über Gesundheit und Widerstandskraft, sondern auch über eine tiefe Herzenswärme und liebevolles Verständnis. Das Auftreten ist geprägt von Fröhlichkeit und Herzlichkeit. Auch die Fähigkeit, harmonische Beziehungen mit anderen Menschen zu führen, wird durch ein gut arbeitendes Herzchakra gefördert. Ebenso ist es die Voraussetzung für eine glückliche und zufriedene Partnerschaft. Ging es bei den unteren Chakren um die Verwurzelung und um die Erfüllung der Grundbedürfnisse, so konzentriert sich beim Herzchakra alles auf das eine große Thema: die Liebe. Allerdings ist dieses Mal nicht die körperliche Liebe gemeint, sondern eben Herzensliebe, Güte, Hilfsbereitschaft, Menschlichkeit, Mitgefühl und Geborgenheit.

Aus all dem kann Heilung entstehen. Menschen, die mit den Händen heilen können, wissen, dass der Energiestrom dazu aus dem Herzen in die Hände fließt. Ein bisschen können wir das alle, und je mehr wir unser Herzchakra aktivieren, desto stärker wird auch dieser heilende Kraftstrom. Das lässt sich besonders gut bei Menschen üben, die wir sowieso gerne mögen. Später, wenn unsere Liebeskraft und Herzensgüte noch weiter gewachsen sind, lässt sich diese Heilkraft auf noch viel mehr Menschen ausdehnen – und erreicht schließlich doch alle Menschen.

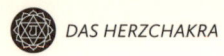

Das Herzchakra reinigen

Bevor Sie Ihr Herzchakra strahlen lassen, sollten Sie es erst einmal reinigen. Ziehen Sie sich für eine kleine Meditation zurück. Kommen Sie zur Ruhe. Atmen Sie tief. Wenden Sie Ihre Aufmerksamkeit auf das Zentrum Ihres Körpers, auf das Zentrum Ihres Lebens – das Herz, die Liebe.

Das Element des Herzchakras ist die Luft. Nehmen Sie Kontakt auf mit diesem leichten, nicht sichtbaren und doch so notwendigen Element. Atmen Sie die Luft langsam und tief ein. Achten Sie dabei darauf, wie sich Ihr Herzchakra anfühlt. Was nehmen Sie wahr? Welche Farbe hat Ihr viertes Chakra? Wirkt es trüb oder leuchtend? Sind seine zwölf Blütenblätter geöffnet oder geschlossen? Dreht es sich schnell oder langsam? Können Sie die Drehrichtung erkennen?

Stellen Sie sich nun einen Luftstrom vor, einen kräftigen Wind, der durch dieses Chakra hindurchbläst, der es von Staub und Ablagerungen befreit, der alles hinwegfegt, was stört und hemmt. Alles Liebesleid, jeglicher Kummer und der ganze Schmerz, was auch immer auf Ihrem Herzen lastet, darf jetzt ziehen. Halten Sie die Kraft des Windes, also der Luft, so lange aufrecht, bis Ihr Herzchakra in leuchtendem Grün und vielleicht auch in hellem Rosa erstrahlt, bis die Lotosblüte mit ihren zwölf Blütenblättern weit geöffnet ist und das Chakra sich schnell dreht und im Licht funkelt.

Danken Sie dem Wind, dem Element Luft, das Ihnen dieses befreite Gefühl schenkt, das Ihnen die Last vom Herzen nimmt und den Druck einfach auflöst. Danken Sie der Luft, die Ihnen Freude und Heiterkeit schenkt und Sie mit Liebe umgibt. Sie wissen: Jetzt können Sie heilen.

Grün – die Farbe des Friedens

Grün ist Leben! Grün ist Ausgleich, Gesundheit, Wachstum und Erneuerung. All diese wunderbaren Begriffe werden durch diese Farbe symbolisiert. Es gibt wunderbare Schattierungen von Grün – Moosgrün, Grasgrün, Pistaziengrün, Flaschengrün, Tannengrün, Smaragdgrün und Jadegrün. Da sollte doch Grün unser aller Lieblingsfarbe sein. Doch weit gefehlt. In der Beliebtheitsskala steht Grün unter „ferner liefen", obwohl es so schön beruhigt! Oder ist es gerade deshalb? Ist ein Zuviel an Harmonie schon wieder langweilig?

Im Grunde suchen wir doch stets einen Ausgleich. Bei all den Herausforderungen und all dem Stress um uns herum sind wir eigentlich alle bestrebt, ein wenig Ruhe und Frieden zu finden. Daher wird besonders das Grün der Natur von den meisten Menschen als besonders wohltuend empfunden. Warum also ist Grün keine Lieblingsfarbe? Grün ist eine Mischfarbe, hergestellt aus Gelb und Blau. Gelb lehnen viele Menschen ab. Zwar wirkt es sonnig, doch ein Zuviel an Gelb kann eben auf den Magen schlagen. Enthält das Grün einen zu hohen Anteil an Blau, wirkt es kühl und unnahbar. Wird auch noch Schwarz beigemischt, entsteht ein dunkles Grün, das an dunkle Wälder erinnert und damit unbewusst alle Urängste auslösen kann, die damit zusammenhängen. Ein „neutrales" Grün ist also gar nicht leicht zu finden. Und trotzdem: Grün beruhigt wirklich!

Selbst wenn manche Menschen Grün bei der Kleidung eher ablehnen, so können sie es in der Natur dennoch genießen. Die unterschiedlichen Schattierungen von Grün ergeben dort ein harmonisches Zusammenspiel. Wir nehmen das Grün auch in Kombination mit anderen Farbtönen wahr, wie in dem Blau des Himmels, dem Weiß der Wolken, den bunten Farben der Blumen oder dem Braun der Erde.

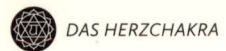

In der Gestaltung unserer Behausungen ist Grün immer dann die beste Farbe, wenn es gilt, bei zu harten Kontrasten zu vermitteln. Grün eignet sich für jeden Raum, weil es sowohl erholsam als auch erfrischend wirkt. Mit Grünpflanzen bringen wir Leben in eine aus kalten Materialien gestaltete Umgebung. Auch eine lindgrün gestrichene Wand schafft eine leichte, heitere Atmosphäre. Diese Farbe ist ideal für Gemeinschaftsräume, für Wohnzimmer und Versammlungsräume. Denn, wo immer sich mehrere Menschen aufhalten, gibt es eine bunte Mischung aus Energien und Emotionen. Und die wollen ausgeglichen werden, wenn das Zusammensein harmonisch verlaufen soll. Grün eignet sich dazu hervorragend!

Diese harmonisierende und damit gesundheitsfördernde Wirkung ist es, die sich Kliniken und Heilstätten zunutze machen. Viele moderne Kuranstalten und Krankenhäuser werden inzwischen in Grüntönen gestaltet, denn diese Farbe besänftigt das Gemüt. Erst wenn eine durch Krankheit zermürbte Seele wieder Hoffnung schöpft, wenn die gestressten Nerven zur Ruhe kommen, dann haben Heilversuche eine Chance. Grün hilft uns, zu innerem Frieden zu finden, es unterstützt uns dabei, gesund zu werden.

Mit Grün keimen Hoffnung und Leben auf. Wer einmal über schwarze Lavafelder gewandert ist, wer bereits in den grauen Felsen der Hochgebirge geklettert ist, wer über ein blaues Meer oder durch eine sandgelbe Wüste gefahren ist oder wer, wie in manchen Wintern, über Monate hinweg schneeweiße Felder gesehen hat, der weiß, wie groß die Sehnsucht nach einem grünen Grashalm wird. Ungeachtet dessen, dass diese extremen Landschaften und Witterungsbedingungen eine große Faszination ausüben, wird der Wunsch nach grüner Natur irgendwann zum unbezwingbaren Drang.

Wenn nach dem Winter neues Leben sprießt, gibt es wohl keines Menschen Seele, die darüber nicht jubelt. Die Natur war kalt und starr, aber im Frühling erwacht sie zu neuem Leben. Dabei lässt sie sich nicht unterkriegen. Staunend betrachten wir die ersten Halme der Frühlingsboten, die sich durch den Schnee hindurchschieben und sich nicht von letzten Frostnächten aufhalten lassen. Das Grün setzt sich durch, es besiegt den Winter. Grund genug, diese Farbe als Zeichen der Hoffnung anzusehen, aber auch als Zeichen der Erneuerung. Grün ist das Leben selbst. Es erzeugt Frische und Lebendigkeit, Reinheit und Gesundheit.

Mit Grün lässt sich zur Mitte finden, denn es vermittelt zwischen Extremen. Im Farbspektrum steht Grün genau zwischen den aktivierenden warmen Farbtönen und den verinnerlichenden kühlen. Wer oft aus dem Gleichgewicht gerät, sich also zu leicht aus der Ruhe bringen lässt, wer zwischen hektischer Aktivität und fast schon trübsinniger Passivität schwankt, der sollte es einmal mit Grün versuchen! Auch wer unter Unsicherheiten leidet, wer anfällig ist für Geiz und Misstrauen und wer Schwierigkeiten hat, Gefühle wahrzunehmen, der sollte sich mit Grün anfreunden.

Grün zeigt den Weg zur Mitte – aber was bedeutet das nun? Die Aura eines Cholerikers etwa ist stark mit anheizendem Rot durchsetzt. Empfiehlt man ihm, Schwarz oder Blau zu tragen, würde er sich dadurch zu stark eingeschränkt und abgegrenzt fühlen. Grün aber könnte er akzeptieren, ist doch mit Gelb ein kleiner Anteil des von ihm bevorzugten warmen Farbspektrums darin enthalten. Grün hilft ihm, gelassener zu werden und dennoch seine Lebenslust zu behalten. Ein Melancholiker dagegen hat zu viel Blau in seiner Aura, und das verstärkt seine Abkehr von der Welt. Rot würde ihn zu stark beunruhigen, er wird diese Farbe deshalb als

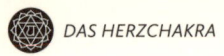

zu heftig und zu äußerlich ablehnen. Grün aber könnte auch er akzeptieren – ist doch seine Lieblingsfarbe Blau darin enthalten. Grün gibt ihm Auftrieb und hilft ihm, sich etwas zu öffnen. Mit dieser Farbe kann er wieder deutlich mehr Gefallen am Leben finden.

Machen Sie doch einmal einen völlig ungefährlichen Selbstversuch: Ziehen Sie sich grün an, oder wickeln Sie sich in eine grüne Decke, wenn Sie das nächste Mal unausgeglichen, traurig oder genervt sind und das Gefühl haben, Schutz und Trost zu brauchen. Lassen Sie die heilende Wirkung von Grün zu. Freuen Sie sich auf die bald einkehrende innere Ruhe!

Die grüne Meditation – für Harmonie und Heilung

Das Herz steht für die Liebe, ganz klar. Dass die Liebe bei einem selbst beginnt, sollte ebenfalls bekannt sein. Doch genau damit stehen viele Menschen auf Kriegsfuß. Sich selbst zu lieben, wird immer noch häufig mit Egoismus verwechselt. Doch können Sie sich wirklich vorstellen, dass jemand andere Menschen mag, sich selbst aber nicht? Das kann einfach nicht funktionieren. Wer sich selbst ablehnt, kritisiert und verurteilt, wird zwangsläufig verbittert, steckt voller Groll. Liebevolle Gefühle auszustrahlen, wird ihm schwerlich gelingen. Nicht zuletzt wäre dies ein Grund, sich um den Aufbau des Herzchakras zu kümmern. Auch Ängste, Kälte, Schmerzen, Trauer und Wut lassen auf ein schlecht funktionierendes Herzchakra schließen.

Die Liebe hat die stärkste heilende Kraft. Ob es sich um körperliche Beschwerden handelt oder um seelische – die Liebe heilt und macht den Menschen von Grund auf wieder froh. Ein gesundes und stabiles Herzchakra lässt die Heilung erst richtig gelingen. Die Heilfarbe des vierten Chakras ist Grün, bei besonders mitfühlenden Menschen taucht auch Rosa auf.

Dem Herzchakra wird als Sinneswahrnehmung das Tasten zugeordnet. Das passt wunderbar, denn wie könnte man Liebe und Zuneigung schöner ausdrücken, als durch eine sanfte Berührung. Jemanden in den Arm nehmen oder streicheln, damit lassen sich sogar Barrieren in Form von Sprache, Alter und sozialer Schicht überwinden.

Legen Sie sich für diese Meditation einige Gegenstände bereit, die Sie gerne anfassen. Das kann eine glatte Vase oder ein weiches Kissen sein, wichtig ist nur, dass es Ihnen Freude bereitet, diese Dinge zu berühren. Legen Sie sich außerdem einen oder mehrere grüne Edelsteine zurecht, wie einen Aventurin, einen Olivin oder einen Malachit. Wenn Sie die Meditation zu Hause machen, stellen Sie sich außerdem eine Zimmerpflanze mit großen Blättern an Ihren Ruheplatz.

Ziehen Sie sich in Ihren Raum zurück – oder gehen Sie hinaus in die Natur und suchen Sie sich ein ruhiges Plätzchen unter einem Baum. Entspannen Sie sich, machen Sie ein paar tiefe Atemzüge, um wirklich zur Ruhe zu kommen. Verbinden Sie Ihre Fußsohlen mit der Erde und stärken Sie Ihre Lichtverbindung zum Himmel. Atmen Sie tiefer. Wenden Sie nun Ihre Aufmerksamkeit der Farbe Grün zu. Freuen Sie sich auf Grün. Freuen Sie sich darauf, Grün mit allen Sinnen zu erfahren, Grün zu sehen, Grün zu hören, Grün zu riechen, Grün zu schmecken und Grün zu fühlen. Denken Sie an ein schönes Grün, zum Beispiel an eines in der Natur. Stellen Sie dann die Verbindung her zwischen der Farbe Grün und Ihrem Herzen, lassen Sie dabei Gedanken an Heilung, Liebe, Mitgefühl und Frohsinn zu. Öffnen Sie Ihr Herz, und öffnen Sie all Ihre Sinne für Grün:

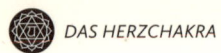

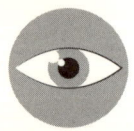

Grün sehen

Versetzen Sie sich in Ihrer Vorstellung in die Natur und nehmen Sie wahr, wie schön Mutter Erde aussieht in ihrem grünen Kleid. Sehen Sie Wiesen und Wälder, nehmen Sie Grasgrün und Laubfroschgrün wahr, unterscheiden Sie das helle Maigrün der Birken und das dunkle Tannengrün des Nadelwaldes. Erfreuen Sie sich an den vielerlei Schattierungen von Grün und genießen Sie die unterschiedliche Wirkung dieser Grüntöne. Auf Ihrem Spaziergang durch die Natur kommen Sie an einen Bach und sehen, wie das Wasser sanft die bemoosten Steine umspielt. Sehen Sie Kinder bei einem lustigen Spiel. Sehen Sie eine Mutter, wie sie ihr Baby liebevoll in den Armen wiegt, wie sie es streichelt und liebkost. Nehmen Sie das Leuchten in den Augen der Mutter wahr und das Lächeln im Gesicht des Kindes.

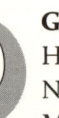

Grün hören

Hören Sie von Ferne Musik, klangvolle Töne. Nichts Lautes oder Lärmendes geht von dieser Musik aus, die Melodie klingt leicht und sanft. Es ist ein Flötenspiel, das der Wind zu Ihnen herüberweht. Nehmen Sie das Heilsame dieser Melodie wahr. Hören Sie einen Wanderer vor sich hin singen, hören Sie, wie froh sein Lied klingt und wie er die Welt mit seinem Lied erfreut. Summen Sie ein bisschen mit und fühlen Sie, wie ein einfaches Lied Ihr Herz fröhlich stimmt. Hören Sie dem Wind zu – hören Sie sein sanftes Säuseln, wenn er durch einen Laubbaum streicht, und hören Sie sein dunkles Rauschen, wenn er einen Nadelbaum umweht. Hören Sie das Plätschern eines Baches. Der Spaziergang in der Natur streichelt Ihre Seele und schenkt Ihrem Herzen Frieden, das hören Sie.

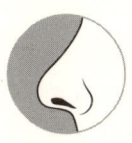

Grün riechen

Atmen Sie tief ein, füllen Sie Ihre Lungen mit frischer Luft. Füllen Sie jede Zelle Ihres Körpers mit Sauerstoff auf. Riechen Sie Regen und feuchte Wiesen. Riechen Sie frisch gemähtes Gras. Riechen Sie den würzigen Duft eines Waldes. Riechen Sie den intensiven Duft von Thymian. Riechen Sie Frische, die Frische von Quellwasser. Riechen Sie Jugend.

Grün schmecken

Denken Sie an grüne Speisen und Getränke und stellen Sie sich ihren Geschmack vor. Schmecken Sie, wie erfrischend ein Stück Gurke ist. Schmecken Sie die Würze von grünen Kräutern – Petersilie, Minze und Melisse. Stellen Sie sich vor, grünen Tee zu trinken und seien Sie sich bewusst, dass dieser Tee ausgleicht und sowohl wärmen als auch kühlen kann. Stellen Sie sich vor, wie die grüne Lebenskraft von Tees und Kräutern Ihren Körper erfüllt, bis Sie in vollkommener Harmonie sind.

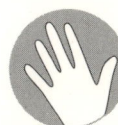

Grün fühlen

Machen Sie diese Übung besonders ausgiebig, denn der Tastsinn wird dem Herzchakra zugeordnet, er bringt dieses Chakra am stärksten zum Strahlen.
Wenn Sie diese Übung zu Hause machen, dann nehmen Sie sich nun die Gegenstände, die Sie sich bereitgelegt haben. Fassen Sie die glatte Vase an, fahren Sie mit der Hand ihre Form nach. Fühlen Sie, wie weich das Kissen sich anfühlt, wie samtig seine Oberfläche ist. Nehmen Sie wahr, wie unterschiedlich sich die Oberflächen anfühlen. Erfreuen Sie sich daran und spüren Sie die Liebe zu den Dingen, zur Erde, zum Leben.

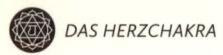

Nehmen Sie die grünen Edelsteine in die Hand, spüren Sie, wie Ihre Hände fein vibrieren. Streichen Sie behutsam mit der Hand über die Blätter Ihrer Pflanze. Fühlen Sie die Lebenskraft, die darin steckt. Wenn Sie draußen in der Natur sind, streichen Sie mit der Hand über Gras, fühlen Sie, wie es zugleich zart und zäh ist. Fassen Sie Moos an, und fühlen Sie seine Weichheit. Nehmen Sie die Kraft einer Baumrinde wahr. Fühlen Sie, wie in jedem Grashalm und jedem Baum die Lebenssäfte aufsteigen. Fühlen Sie auch in sich selbst Gesundheit, Lebenskraft und Freude aufsteigen. Mit allen Poren nehmen Sie diese Geschenke des Lebens in sich auf.

Bleiben Sie eine Weile bei diesem Bild, um es tief in sich zu verankern.

Die Kraft bewahren

Lassen Sie die Erneuerung zu, die die Farbe Grün mit sich bringt. Freuen Sie sich auf Heilung, Gesundheit und ganz viel Liebe in Ihrem Leben. Freuen Sie sich auf ein gutes Auskommen mit sich und Ihren Mitmenschen. Beschließen Sie für sich, die Energieformen des Herzchakras in Ihr Wesen zu integrieren.

Sie wissen jetzt: Grün macht Sie körperlich und seelisch stabil. Ihr Verständnis und Ihr Mitgefühl wachsen, auch für Sie selbst. Sie haben es nicht mehr nötig, über andere zu urteilen, auch sich selbst brauchen Sie nicht länger zu verurteilen. Es reicht, wenn Sie sich und andere lieben – damit ist die höchste Entwicklung möglich. Harmonie und Frohsinn können sich in Ihrem Leben ausbreiten. Denn Sie tragen jetzt die Frische in sich, die Ihnen die Farbe Grün verleiht. Sie sind in Harmonie – mit sich selbst, mit der Erde und all ihren Wesen. Sie sind offen für Heilung und Sie sind offen für die Liebe. Sie haben Grün in sich!

Bekräftigen Sie diese Erfahrung durch ein paar tiefe Atemzüge. Dann regen Sie sich und strecken Sie sich. Atmen Sie tiefer und kehren Sie schließlich in Ihre Wirklichkeit zurück. Jetzt aber gestärkt durch die Kraft von Grün und mit einem stets offenen Zugang zu dieser unendlichen Kraft.

Yoga für das Herzchakra

Die wichtigsten Themen des Herzchakras lauten: Liebe, Geborgenheit, Herzenswärme, Mitgefühl, Harmonie, Heilung, Freude und Frieden. Die diesem Chakra zugehörigen Yogaübungen wirken hauptsächlich auf den oberen Rücken und die Schultern. Auch alle Übungen mit ausgebreiteten Armen zählen dazu. Die Brustwirbelsäule wird dabei gelockert und der Herzraum symbolisch geöffnet.

Das Kamel

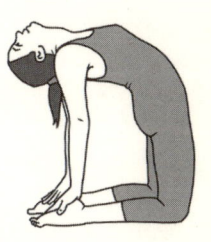

Begeben Sie sich in den Kniestand. Die Unterschenkel liegen auf dem Boden auf, die Füße haben etwas Abstand, Oberschenkel und Oberkörper sind gerade aufgerichtet. Beugen Sie den Oberkörper langsam nach hinten und greifen Sie mit den Händen Ihre Fersen. Die Arme sind gestreckt, der Brustkorb wird gedehnt. Halten Sie die Stellung eine Weile, dann entspannen Sie sich nach vorne gebeugt.

Die halbe Brücke

Legen Sie sich auf den Rücken. Die Knie sind angewinkelt, die Füße stehen auf dem Boden. Die Arme liegen neben dem Körper. Drücken Sie den Po von der Unterlage weg nach oben.

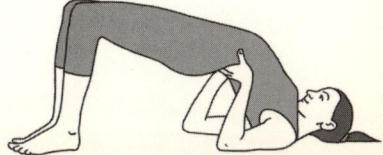

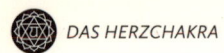

Kopf, Schultern und Nacken liegen noch auf dem Boden auf, ebenso die Füße. Bringen Sie die Hände unterstützend in den Rücken. Halten Sie die Position, dann entspannen Sie sich.

Eine wunderbare Mudra für das Herzchakra ist die *Vayu Mudra*. Sie ist mit dem Element Luft verbunden, genau wie auch das Herzchakra. Diese Mudra hilft beim Loslassen und wirkt heilend auf allen Ebenen. Auch fördert sie Begeisterung und Freude.

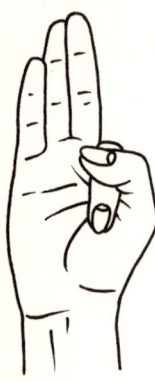

Strecken Sie für die *Vayu Mudra* die Finger einer Hand aus, die Handfläche zeigt nach oben oder nach außen. Den Zeigefinger winkeln Sie ab, sodass die Spitze des Zeigefingers auf der Daumenwurzel zu liegen kommt. Dann legen Sie den Daumen auf das mittlere Fingergelenk des Zeigefingers. Die übrigen Finger bleiben gestreckt.

Halten Sie diese Position etwa eine Minute, wenn Sie möchten, auch länger, bis zu einer Viertelstunde. Wiederholen Sie die Übung insgesamt dreimal täglich.

Prägen Sie sich dazu folgende heilende Sätze ein:
»*Mein Herz ist leicht und froh.*«
»*Mitgefühl durchströmt mich.*«
»*Ich vergebe mir, und ich vergebe anderen.*«
»*Ich liebe mich. Ich liebe dich.*«
»*Ich liebe.*«
»*Ich fühle Heilung.*«

Das Herzchakra gesund erhalten

Öffnen Sie Ihr Herz! Wehren Sie jetzt nicht gleich ab und holen die Erinnerungen an Enttäuschungen hervor. Falls dies der Fall sein sollte, fangen Sie mit der ewig liebenden und unendlich weiten Natur an. Gehen Sie hinaus, lassen Sie die herrlichen Grüntöne der Wiesen und Wälder auf sich wirken, bis Sie fühlen, dass auch Sie ein Teil dieser wunderbaren Natur sind. Die Natur hilft jedem Menschen, sein Herz zu öffnen. Damit lässt sich auch wieder Zugang zur eigenen Heilkraft finden.

Schließen Sie Frieden mit Ihren Eltern – wie auch immer Ihre Kindheit ausgesehen hat. Ihre Eltern haben Ihnen das Leben gegeben, das ist ein kostbares Geschenk. Ihre Seele hat dieses Geschenk vor vielen Jahren angenommen. Nun freuen Sie sich darüber, und machen Sie etwas daraus. Suchen Sie ein Lebewesen, das Ihre Hilfe braucht, und sei es eine Blume, der Sie Wasser geben, oder ein Käfer, den Sie über die Straße tragen. Verbringen Sie sehr viel Zeit mit der Natur, und lassen Sie Ihr Mitgefühl langsam wachsen. Gehen Sie liebevoll mit sich selbst um, bis Sie diese Freundlichkeit auch anderen Menschen gegenüber fühlen und zeigen können.

Lernen Sie dies zunächst an sich selbst: Machen Sie sich häufiger ein kleines Geschenk. Verwöhnen Sie sich so, wie Sie es sich von anderen immer gewünscht haben. So lange, bis Sie lächeln, bis Sie das Leben von Herzen genießen können und wissen, dass es so schön sein kann.

Unternehmen Sie dann erneut einen Versuch mit anderen Menschen. Es wird genügend Menschen geben, die Ihre Unterstützung gut gebrauchen können und die sich von Herzen freuen, wenn auch sie ein bisschen verwöhnt werden! Deren Freude wird Ihr Herz noch mehr erwärmen.

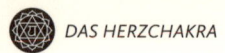

Üben Sie langsam, die Ängste vor anderen Menschen abzubauen und die Barrieren ihnen gegenüber zu überwinden. Lassen Sie Berührungen zu, und lassen Sie sich massieren, oder, noch besser, besuchen Sie einen Massagekurs. Dann haben Sie beides: das Berühren und das Berührtwerden.

Beschäftigen Sie sich mit Handauflegen und dem Heilen durch die Hände. Klopfen Sie leicht auf Ihre Thymusdrüse, und aktivieren Sie so Ihre Lebenskraft. Auch die Bach-Blüten „Chicory" und „Willow" helfen, verbitterte Herzen zu trösten und zu heilen.

Sie wissen, dass Sie jetzt mit anderen Menschen mitfühlen und diese trösten können, wenn sie Kummer haben. Und zwar ohne dass es Ihnen insgeheim guttut, wenn es den anderen noch schlechter geht als Ihnen. Sie sind nämlich frei von Missgunst und Geiz. Sie können sich mit Ihren Mitmenschen freuen, wenn es ihnen gut geht. Auch ohne ein heimliches Grollen und Neiden, weil Sie selbst nicht so im Glück schwelgen. Das spielt keine Rolle mehr. Sie brauchen andere nicht mehr als Blitzableiter, oder um sich zu stärken. Sie sind kein Energiesauger mehr, sondern Sie sind reinen Herzens. Sie haben die Herzensliebe kennengelernt.

Sie wissen bereits, dass die Farben des Herzchakras Grün und Rosa sind. Grün hat eine starke Heilschwingung, Rosa fördert die zarten und feinen Gefühle. Tragen Sie daher Kleidung in diesen Farben, um diese Kräfte freizusetzen. Auch grüne und rosa Edelsteine sind bestens dafür geeignet, das eigene Herzchakra zu öffnen und zu stärken. Dazu zählen der grüne Aventurin, Jade, Malachit, Olivin, Smaragd, Turmalin und die rosafarbene Koralle, Rhodochrosit und Rosenquarz. Legen Sie sich aus Edelsteinen ein kleines Mandala auf den Tisch, das Sie immer wieder berühren können. Tragen Sie solche Steine auch als Handschmeichler bei sich oder als Halsschmuck. Schön ist es, wenn einer dieser grünen oder rosafarbenen Edelsteine direkt auf Ihrem Herzchakra liegt.

Erfreuen Sie sich an schönen Künsten, entdecken Sie, wie Poesie, Musik und Malerei Ihr Herz erheben. Fühlen Sie, wie Ihre eigenen inneren Bilder dadurch lebendig werden. Lassen Sie zarte Gefühle zu, und lassen Sie große Gefühle zu. Gehen Sie oft in die Natur, spazieren Sie über Wiesen. Umgeben Sie sich auch zu Hause mit viel Grün, insbesondere natürlich mit Pflanzen. Vielleicht möchten Sie auch ein ganzes Zimmer grün streichen. Oder gar Ihr Haus?

Trinken Sie des Öfteren Weißdorn- und Melissentee, und würzen Sie Ihre Speisen mit Thymian, Kardamom und Honig. Pflanzen Sie Rosen. Verschenken Sie sie, auch an sich selbst. Schnuppern Sie Rosen- und Jasminduft. Geben Sie in Ihr Badewasser eine Mischung aus ein wenig Sahne und Rosenöl. Gönnen Sie sich eine Massage mit Rosen- oder Jasminöl. Singen Sie ein helles „Aaaa". Breiten Sie dabei die Arme weit aus, als wollten Sie die Sonne und die ganze Welt umarmen. Seien Sie sich dankbar bewusst, dass Sie als Mensch mit starkem Herzchakra heilend auf Ihre Umgebung wirken.

Haben Sie Ihr Herzchakra von allen Blockaden befreit, fühlt es sich an, als sei Ihnen ein Stein vom Herzen gefallen – Ihr Herz ist wieder leicht und froh. Sie sind frei von Urteilen und Vorurteilen. Mitgefühl durchströmt Sie, in der Beziehung zu sich selbst und zu anderen Menschen. Die Liebes- und Heilkraft kann ungehindert strömen. Sie sind gesund. Ein Gefühl des tiefen Friedens mit sich und der Welt breitet sich in Ihnen aus. Von Ihrem Herzen aus zieht dieses wunderbare Gefühl in sanften Wellen hinaus. Herrlich!

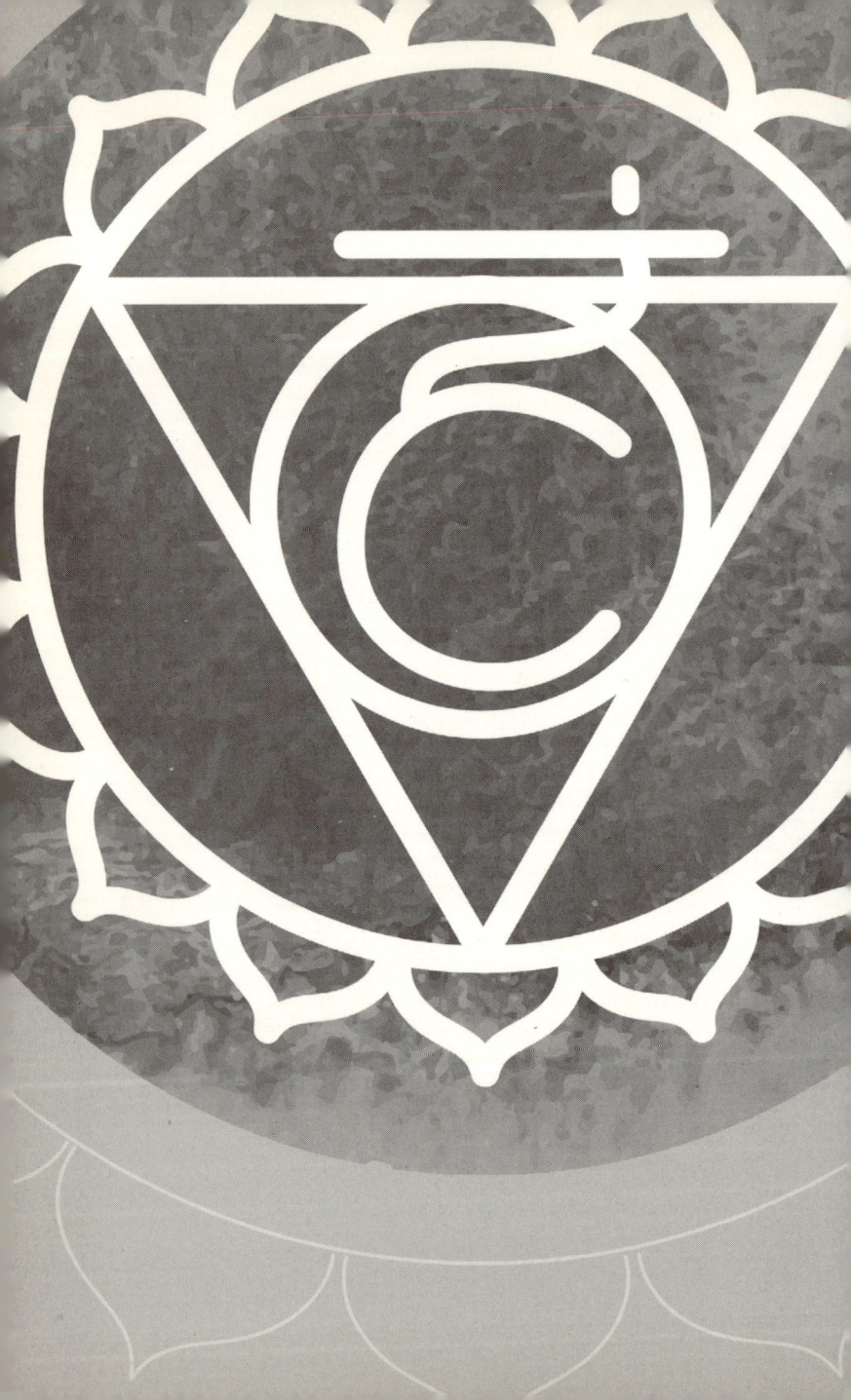

DAS HALS-CHAKRA

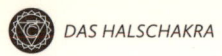

Das Halschakra – die Freude am Austausch

»Alles Gute ist wild und frei.«
Henry David Thoreau

Können Sie problemlos vor fremden Menschen eine Rede halten? Fallen Ihnen im Gespräch immer die richtigen Worte ein? Können Sie gut singen? Lernen Sie gerne etwas Neues? Wenn ja, dann herzlichen Glückwunsch! Sie haben ein ausgezeichnet entwickeltes fünftes Chakra! Wenn nicht, dann aktivieren Sie diesen wichtigen Energiewirbel, um Ihre Kommunikationsfähigkeit zu verbessern. Damit lebt es sich gleich viel leichter.

Das Halschakra verbindet die Ideen, die im Kopf entstehen, mit den Gefühlen, die der Körper empfindet, und lässt sie uns ausdrücken. Wir können mit diesem Chakra freiheraus sagen, was wir denken und was wir fühlen. Wir können künstlerische Ausdrucksformen finden, wir können unseren Verstand einsetzen und brillante Konzepte entwerfen. Wir haben unseren Alltag im Griff und finden vielfältige Möglichkeiten des Austausches mit anderen Menschen. Wir knüpfen gerne und leicht Kontakte und halten gute Verbindungen mühelos aufrecht.

Wer astrologisch bewandert ist, hat sicher schon die Kombination von Merkur und Venus bei den Beschreibungen bemerkt. Das ist nicht verwunderlich, denn beide Planeten sind für das Halschakra maßgebend. Merkur, der die Lernfähigkeit, die Kommunikation und die Ausdrucksfähigkeit steuert, und Venus, die für das künstlerische Empfinden, die Inspiration und die Freundlichkeit steht. Übrigens: Ein starker Merkur wie auch ein stabiles Halschakra verleihen eine schöne Stimme – Sie können dann nicht nur frei reden, sondern auch gut singen. Die Farben des Halschakras sind Türkis und ein helles Blau.

Zu fühlen, was man will und braucht, ist das eine, es aber in Worte zu fassen, es auszusprechen und dazu zu stehen, das ist das andere – ein Schritt, den viele nicht gehen. Die meisten Menschen schrecken davor zurück. Sie empfinden es als Risiko, sich so zu zeigen, wie sie sind. Sie befürchten, abgelehnt oder ausgelacht zu werden, wenn sie ihre Wünsche aussprechen. Häufig haben sie das schon in ihrer Kindheit erlebt, und dieses Muster behalten sie dann auch im Erwachsenenleben bei. Als Erwachsene reden sie sich dann ein, ihre eigenen Wünsche seien sowieso nicht so wichtig. Sie hoffen aber heimlich und inständig darauf, dass die anderen doch bitte erraten möchten, was sie gerne hätten. Da die lieben Mitmenschen im Raten aber nicht besonders gut sind, entstehen daraus zuhauf Irrtümer und Enttäuschungen. Andere Menschen wiederum verfallen ins gegenteilige Extrem und können gar nichts mehr für sich behalten. Sie erzählen alles weiter, sind schwatzhaft und prahlerisch. Sie stellen sich ständig in den Mittelpunkt und versuchen mit allen Mitteln, Aufmerksamkeit zu erregen. Damit machen sie sich auch keine Freunde, was schon wieder in Enttäuschung und Verständnislosigkeit mündet.

Mit einem gut entwickelten fünften Chakra würde das alles nicht geschehen. Damit könnte man seine Gedanken in klare Worte fassen, würde nicht übertreiben, nicht angeben, aber auch nicht mit wichtigen Informationen hinter dem Berg halten. Man würde freiheraus seine Meinung sagen und das Ganze so umwerfend ehrlich und freundlich, dass die anderen gar nicht auf die Idee kämen, einen deshalb nicht zu mögen. Und wenn doch? Dann haben die anderen das Problem, denn sie tragen den Groll im Herzen und nicht man selbst.

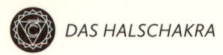

So eine gelassene Haltung erfordert natürlich ein bisschen Übung und ein ausgeprägtes Selbstwertgefühl. Das ist aber den wenigsten von uns angeboren. Manche Menschen haben schon versucht, sich Selbstbewusstsein anzutrainieren. Sie sind dabei aber in solch grobe Übersteigerung geraten, dass sie sich nur aufgebläht haben. Damit fühlen sie sich weder selbst so richtig wohl, noch kommen sie besonders gut bei anderen an. Schließlich landen sie wieder dort, wo sie angefangen haben: Sie stellen sich selbst infrage.

Wenn Sie diesen Kreislauf auch schon mitgemacht haben und es leid sind, dann probieren Sie jetzt, die Hürde auf dem Weg zum Selbstwert zu nehmen, und zwar mit dem Aufbau des fünften Chakras!

Ein blockiertes Halschakra

Das fünfte Chakra wird auch Kehlchakra oder Halschakra genannt. Wie der Name bereits andeutet, sitzt es im Bereich des Halses, der Kehle. Dieses Chakra hat auf der körperlichen Ebene Einfluss auf den Hals, den Nacken und die Schultern, aber auch auf die Bronchien, die Luft- und die Speiseröhre, die Stimmbänder sowie den Kieferbereich und die Ohren.

Das Halschakra ist mit der Schilddrüse verbunden. Stoffwechsel, Kreislauf, Nerven und fast alle Organfunktionen werden von den Schilddrüsenhormonen beeinflusst. Auch Blutdruck und Körpertemperatur werden durch sie geregelt. Eine Unterfunktion der Schilddrüse verursacht Antriebsschwäche und Dauermüdigkeit und kann letztlich sogar in eine Depression führen. Eine Überfunktion dieser Drüse macht sich als Nervosität und ständige Unruhe bemerkbar. Auch Schlaflosigkeit ist eine häufige Folge.

Wenn ein Chakra über längere Zeit nicht gut arbeitet, werden die zugehörigen Körperbereiche schwächer und können krank werden. Heiserkeit, Halsschmerzen und Mandelentzündungen wären bei einem blockierten Halschakra die Folge. Dazu gehören auch Ohrenschmerzen und entzündete Nebenhöhlen. Die Lunge reagiert im Extremfall mit Asthma.

Haben Sie oft Nackenschmerzen? Probleme in der Halswirbelsäule? Verkrampfte Schultern und ein eingezogener Nacken zeigen allein schon aufgrund der körperlichen Haltung, dass man nicht so offen zu sich steht, wie es ein selbstbewusster Mensch tun würde. Aber auch der Kiefer, das Zahnfleisch und die Zähne können Schmerzen bereiten, wenn das Halschakra blockiert ist. Oftmals hängen Zahnprobleme mit einer unterdrückten Aggressivität zusammen. Wer anderen nicht die Zähne zeigen kann, der wendet die Angriffslust nach innen auf den eigenen Körper. Das ist bei Allergien ähnlich, denn auch sie können mit einem gestörten Halschakra zusammenhängen.

Bei einem blockierten fünften Chakra ist man mit Schuldgefühlen und Ängsten behaftet. Man schwankt zwischen Schüchternheit und Geschwätzigkeit. Mal traut man sich gar nicht, den Mund aufzumachen, ein anderes Mal übertreibt man wieder maßlos, und es sprudeln Dinge heraus, die besser hätten ungesagt bleiben sollen. Ein weiteres Mal wiederum rettet man sich in eine Notlüge. Hinterher tut einem das alles leid, man fühlt sich schlecht. Sich frei auszudrücken, fällt schwer. Wer den sprichwörtlichen Kloß im Hals hat, der weiß, wie sich ein gestautes Halschakra anfühlt. Wenn ein Chakra sich nur gelegentlich zumacht, ist das völlig normal. Schließlich ist dies auch ein Schutz. Doch wenn es dann darauf ankommt, sollte sich das Chakra wieder ganz von selbst öffnen.

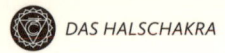

Sagen Sie auch, wie selbstverständlich, von sich selbst: »Ich kann nicht singen«, »Ich habe keine schöne Stimme« oder »Ich bin nicht sprachbegabt«? Vielleicht haben und sind Sie in Wirklichkeit all dies, und es ist lediglich Ihr Halschakra blockiert? Eventuell wurde Ihre Ausdrucksfähigkeit schon in jungen Jahren richtiggehend „abgewürgt", und Sie konnten sich damals nicht wehren? Dann wäre es doch jetzt höchste Zeit, diese Einengung aufzulösen!

Machen Sie den Weg frei für Ihre Ausdruckskraft! Die Sanskrit-Bezeichnung für das Halschakra ist „Vishuddha", dessen Bedeutung kann Ihnen als Gedächtnisstütze dienen. Denn „vishuddhi" bedeutet „reinigen". Somit können Sie sich wunderbar vorstellen, dass nach der Reinigung alles, was aus Ihrer Kehle kommt, rein ist. Sie gehen also reinen Herzens auf andere Menschen zu und sprechen reine Gedanken aus. Auch Ihre Ausdruckskraft ist befreit von jeglichen Belastungen, von Schüchternheit, von Überheblichkeit, von Vorurteilen – rein eben.

Seit ihrer Schulzeit tragen viele Menschen enorme Barrieren beim Lernen mit sich herum. In den allermeisten Fällen handelt es sich nicht um fehlende Intelligenz. Sie hätten oft nur eine andere Art des Lernens gebraucht, vielleicht eine andere Umgebung, oder sie hatten gerade mit körperlichen oder seelischen Entwicklungsprozessen zu tun, sodass ihr Verstand nicht so aufnahmefähig war, wie es von außen gefordert war. Die schlechte Erfahrung aber hat sich festgesetzt. Auch Jahrzehnte später glauben sie noch von sich, dass sie nicht sprachbegabt seien oder keine Ader für Mathematik hätten. Ihre Prüfungsangst ist immens. Dabei steht ihnen alles Wissen zur Verfügung. Sie müssen nur den Kanal dazu öffnen. Den Schlüssel dazu erhält jeder durch ein gut funktionierendes Halschakra.

Dem fünften Chakra wird das Element Äther zugeordnet. Die alten griechischen Philosophen haben die Welt in vier Elemente eingeteilt – Erde, Feuer, Luft und Wasser. Sie gelten als die grundlegenden Bausteine unseres Planeten. Manche von ihnen berichten jedoch von einem fünften Element, dem Äther. Diesen kann man sich als Energiestrom oder Energiefeld vorstellen.

Dieser Energiestrom macht das Leben aus. Der Äther durchströmt alles Lebendige. Es ist kein Zufall, dass alles, was je erdacht und geschaffen wurde, und auch alles, was im Bereich der Ideen, des Möglichen liegt, dem Äther zugeordnet wird. Daher wird der Äther mit der großen Wissensebene der Menschheit in Verbindung gebracht, mit der Akasha-Ebene, in der alles Wissen und alle Kenntnisse gespeichert sind. Wer seine Kanäle geöffnet hat, der kann dieses Wissen anzapfen. Jederzeit ist es für alle frei verfügbar. Es ist eine spannende Aufgabe, diesen Zugang zu entdecken. Die Vorstufe dazu ist, dass man seinen Verstand offen hält und überhaupt lernen will, dass man sich zutraut, etwas Neues zu lernen, dieses Wissen zu behalten und anzuwenden. Für all das ist ein offenes, stabiles Halschakra eine wichtige Voraussetzung.

Menschen mit gut funktionierendem Halschakra äußern ihre Meinung furchtlos und offen. Sie schweigen aber auch, wenn es nötig ist. Sie lassen sich von anderen beraten, aber nicht beirren, das heißt, sie bleiben sich selbst treu. Etwas Neues zu lernen macht ihnen genauso viel Freude wie das kreative Anwenden des Gelernten. Sie können sich gut ausdrücken, sind sprachgewandt. Sie reden mit Vorliebe, haben eine schöne Stimme und singen gerne. Wenn Sie sich diese Entwicklung wünschen, dann legen Sie Ihr Halschakra Schicht für Schicht frei!

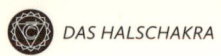

Das Halschakra reinigen

Eine grundlegende Reinigung des Halschakras ist eine probate Methode, die Energie zwischen Kopf und Körper wieder fließen zu lassen. Nehmen Sie sich ein paar Minuten Zeit für sich. Kommen Sie zur Ruhe, lassen Sie alle störenden Gedanken und Gefühle an sich vorüberziehen, ohne ihnen Aufmerksamkeit zu schenken. Konzentrieren Sie sich auf Ihr Halschakra. Wie fühlt es sich an? Eng oder weit, zugeschnürt oder offen? Welche Farbe nehmen Sie wahr? Hat das Chakra einen Grauschleier oder ist die Farbe leuchtend? Dreht es sich? Und in welche Richtung? Entscheiden Sie sich bewusst dazu, es jetzt zu reinigen.

Wie Sie bereits erfahren haben, ist das Element, das dem Halschakra zugeordnet wird, der Äther. In Indien wird diese Energie „Prana" genannt, in China spricht man von „Chi", bei uns heißt es einfach „Lebenskraft". Damit gemeint ist der Kraftstrom, der alles Lebende durchzieht, Menschen, Tiere, Pflanzen, Steine und die Erde selbst.

Stellen Sie sich vor, wie ein Energiestrom Ihr Halschakra durchzieht, wie diese Energie alles Störende mit sich nimmt, wie sie alle Blockaden sanft und gründlich entfernt. Immer stärker kommt die ursprüngliche Farbe, das reine, freundliche Türkisblau zum Vorschein. Das Chakra dreht sich immer schneller, wie aus lauter Freude. Die 16 Blütenblätter öffnen sich zu einer strahlenden, prachtvollen Lotosblüte. Bedanken Sie sich beim Äther, der Lebensenergie, die nun auch in Ihrem Halschakra zu Hause ist, und kehren Sie zurück in Ihre Wirklichkeit. Erden Sie sich, öffnen Sie die Augen, genießen Sie das Selbstvertrauen, das Sie durchfließt. Genießen Sie es, achten Sie es, und stärken Sie es, indem Sie der Farbe Türkis einen größeren Stellenwert geben.

Türkis – die Farbe des Selbstausdrucks

Kaum etwas stimmt das Gemüt so friedlich und heiter wie ein türkisblaues Meer oder ein hellblauer Himmel. Stellen Sie sich vor, wie Sie an einem herrlichen Sommertag auf der Wiese liegen und Ihren Blick in den Himmel schweifen lassen. Und stellen Sie sich vor, wie Sie an einem Meeresstrand stehen und in die Weite des türkisfarbenen Meeres hinausblicken. Nichts Schweres, nichts Erdrückendes umgibt Sie. Die Unendlichkeit ist spürbar, fassbar. Einfach wunderbar, dieses sanfte, friedliche helle Türkisblau!

Türkisblau in der Wohnung hilft tatsächlich dabei, den Frieden des Himmels und des Meeres in die eigenen vier Wände zu holen. Vielleicht haben Sie ja schon einmal mit dem Gedanken gespielt, Ihre Wohnung oder zumindest ein Zimmer in einem freundlichen Hellblau oder Türkisblau zu streichen. Vielleicht wollten Sie sich schon lange einmal ein Sofa in diesen Farben kaufen, eine türkisfarbene Tischdecke, hellblaue Vorhänge oder himmelblaue Vasen und türkise Übertöpfe. Durch ihre enorm beruhigende Wirkung können Hellblau und Türkis sogar Schmerzen lindern.

Empfindet man sein Leben gerade mal wieder als trüb und trist, empfiehlt es sich immer, Farbe hineinzubringen. Sie macht unser Leben lebendig und abwechslungsreich. Farben fördern den gesunden Wechsel zwischen Aktivität und Passivität, zwischen Tun und Ruhe. Hellblau und Türkisblau nehmen dabei einen wichtigen Stellenwert ein. Diese Farben werden dem Himmel und dem Wasser zugeordnet. Als Himmelsfarbe symbolisiert Hellblau Ferne, Weite, Jenseitiges und Übersinnliches. Als Farbe des Wassers wird Türkisblau mit der Seele, dem Unbewussten, den Sehnsüchten und auch dem Weiblichen in Verbindung gebracht. Zudem gilt unsere Erde als „blauer Planet". Wir empfinden das zwar nicht so, doch

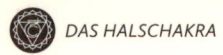

Astronauten haben uns Bilder geliefert, die zeigen, dass die Erde von Weitem tatsächlich wunderschön blau aussieht. Immerhin ist ihre Oberfläche zu etwa 70% von Wasser bedeckt.

Die Erde tut uns gut, ebenso wie die Farben Hellblau und Türkis. Nervöse, unruhige und hyperaktive Menschen werden in einer Umgebung, die vorwiegend diese Farben aufweist, deutlich ruhiger und friedlicher. Ein helles, freundliches Türkisblau strahlt Frieden aus. Es dämpft die Aktivitäten jedoch nicht völlig, es lässt Sie lediglich friedlich in sich ruhen und im Einklang mit sich und der Welt sein. Gerade dadurch bringt diese Farbe eine ungeheure Kreativität zum Vorschein. Sie vermag es, den Geist mit dem Körper zu verbinden, den Verstand mit den Gefühlen. Damit schenkt uns Türkis eine bestimmte, klare Vorstellung, die uns gleichzeitig über den Tellerrand schauen und neue Wege entdecken lässt.

Die türkise Meditation – für Schönheit und Inspiration

Haben Sie einen Kloß im Hals, wenn Sie dazu aufgefordert werden, eine Rede zu halten oder ein Lied zu singen? Halten Sie sich für einen rationalen Menschen, fern von jeder Kreativität? Fehlt Ihnen bei Ihrem Tun die Inspiration, erledigen Sie Ihre Aufgaben eher freudlos? Haben Sie das Bedürfnis, immer stark sein zu müssen, laden sich dadurch aber unendlich viele Pflichten auf? Verspannen sich dabei Ihr Hals und Ihre Schultern?

Ob Sie zu schüchtern oder zu forsch sind, sich zu wenig darstellen oder sich unentwegt präsentieren, ob Sie von Ideen nur träumen oder gar keine Ruhe mehr finden, tun Sie in all diesen Fällen etwas für Ihr Halschakra. Ist es stabil, finden Sie die richtigen Worte für Ihre Gefühle und Gedanken, Sie können sich ausdrücken, Ihre Einfälle in die Tat umsetzen.

Im Urzustand ist dieses Chakra türkisblau. Es ist der Sitz der Kommunikationsfähigkeit, der nicht nur das Reden und Zuhören umfasst, sondern auch die Verbindung zur irdischen und zur geistigen Welt. Ein gut funktionierendes Halschakra schenkt uns eine starke Intuition sowie Eingebungen von höheren Quellen. Wir brauchen nur nach innen zu lauschen und zuzuhören. Wie passend, dass das Halschakra dem Hörsinn zugeordnet ist. Bei der folgenden Meditation gilt dieser Sinneswahrnehmung die besondere Aufmerksamkeit.

Schaffen Sie sich Freiraum, und suchen Sie einen Ort auf, an dem Sie ungestört in sich gehen können. Kommen Sie innerlich und äußerlich zur Ruhe. Das Beobachten Ihres Atems wird Sie dabei unterstützen. Lassen Sie den Atem fließen. Verbinden Sie sich über Ihre Fußsohlen mit der Kraft der Erde und bauen Sie über Ihren Kopf eine Lichtverbindung zum Himmel auf. Atmen Sie tiefer.
Stellen Sie sich nun ein sanftes, aber intensives Türkisblau vor, verlockend wie ein stilles Meer, warm wie ein Sommerhimmel. Freuen Sie sich auf Türkis. Freuen Sie sich darauf, Türkis mit allen Sinnen zu erfahren, Türkis zu sehen, Türkis zu hören, Türkis zu riechen, Türkis zu schmecken und Türkis zu fühlen. Verbinden Sie diese Farbe mit Ihrem Halschakra und mit den Begriffen „zuhören", „ankommen", „vertrauen". Machen Sie sich bereit für Türkis.

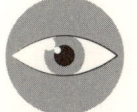 ### Türkis sehen
Stellen Sie sich vor, in einem großen, weiten Saal zu sein. Es könnte der Saal eines Schlosses sein. Das Sonnenlicht scheint durch hohe Fenster herein, die Wände sind geschmückt mit edlen Kunstwerken. Sehen Sie sich die Gemälde an, und erkennen Sie ihre Schönheit.

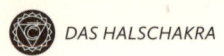

Versetzen Sie sich dann in Ihrer Vorstellung ans Meer. Das Wetter ist freundlich, Sie nehmen ein Boot und segeln hinaus. Genießen Sie die unendliche Weite und das reine Türkisblau des Wassers, das sich am Horizont mit dem klaren Hellblau des Himmels vermischt. Eine intensive türkise Linie zeichnet sich in der Ferne ab. Sehen Sie sich selbst auf Ihrem Boot, in türkisfarbene Gewänder gehüllt. Legen Sie sich entspannt auf das Deck, und tauchen Sie Ihren Blick in das makellose Blau des Sommerhimmels.

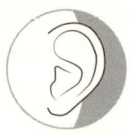

Türkis hören

Machen Sie diese Übung besonders ausgiebig, denn der Hörsinn wird dem Halschakra zugeordnet, er bringt dieses Chakra am stärksten zum Strahlen.

Bleiben Sie bei diesem Bild: Sie befinden sich auf dem Boot, rings um Sie herum ist das türkisblaue Meer. Hören Sie, wie die Wellen leise rauschen und wie sie sanft Ihr Boot schaukeln. Hören Sie das Spiel des Windes mit den Wellen. Hören Sie das Singen des Windes. Es klingt wie eine weiche Meditationsmusik, klangvoll und melodisch. Sie bekommen Lust, mit dem Wind zu singen, und singen mit ihm und den Wellen um die Wette. Sie trauen sich zu singen. Sie hören sich singen. Und Sie hören sich sprechen, vor vielen Menschen. Erheben Sie Ihre Stimme, es ist Ihr Recht! Lauschen Sie dem Beifall, der Begeisterung Ihrer Zuhörer.

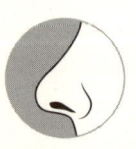

Türkis riechen

Riechen Sie würzige Meeresluft. Riechen Sie das Salzige und Reinigende, das die Brise mit sich trägt. Riechen Sie den Duft von blauen Blumen. Riechen Sie blühenden Salbei. Auch ein feiner Duft von Eukalyptus schwingt mit. Spüren Sie, wie sich Ihre Kehle weitet, mit jedem Atemzug, den Sie nehmen. Atmen Sie tief ein. Riechen Sie klare Luft. Riechen Sie Frische. Riechen Sie Freiheit. Nehmen Sie diesen befreienden Duft tief in sich auf, durch die Nase, durch den Mund, über alle Poren Ihrer Haut.

Türkis schmecken

Stellen Sie sich einen Berg ganz aus Kristall vor. Von Weitem wirkt er hellblau, türkisblau, fast durchsichtig. Gehen Sie näher. Sie spüren Ihren Durst. Da, der Berg bietet Ihnen an, sich ein kleines Stück Kristall abzubrechen. Es ist ganz einfach. Nehmen Sie das Kristallstück in den Mund, und schmecken Sie, wie angenehm erfrischend dieser Kristall ist, wie er Ihren Durst stillt und Ihr ganzes Wesen verjüngt.

Türkis fühlen

Denken Sie sich zurück ans Meer. Fassen Sie in Ihrer Vorstellung mit der Hand ins Wasser. Fühlen Sie das Meerwasser durch Ihre Hände rinnen. Stellen Sie sich vor, im Meer zu baden und hinabzutauchen. Fühlen Sie, wie das Wasser Sie reinigt. Stellen Sie sich dann eine Schale vor, die gefüllt ist mit hellblauen und türkisblauen Steinen – ein Türkis ist dabei, auch ein hellblauer Chalzedon und ein Aquamarin. Greifen Sie in Ihrer Vorstellung mit der Hand in die Schale, und fühlen Sie die Unterschiede in der Wirkung der verschiedenen Steine. Spüren Sie, wie lichterfüllt sich der Aquamarin anfühlt, wie der Türkis Geborgenheit vermittelt und wie herrlich der Chalzedon beruhigt. Genießen Sie es, die Edelsteine anzufassen. Nehmen Sie ihren Wert wahr, ihre Schönheit und ihre Klarheit.

Bleiben Sie eine Weile bei diesem Bild, um es tief in sich zu verankern.

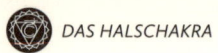

Die Kraft bewahren

Lassen Sie die Inspiration zu, die die Farbe Türkis mit sich bringt. Freuen Sie sich auf eine klare und gesunde Ausdruckskraft in Ihrem Leben. Beschließen Sie für sich, die Energieformen des Halschakras in Ihr Wesen zu integrieren.

Sie wissen jetzt: Türkis schenkt Ihnen eine klare Sprache und freundlichen Selbstausdruck. Freunde zu finden, fällt Ihnen leicht. Sie werden geschätzt wegen Ihrer Offenheit und Freundlichkeit. Auch im Beruf können Sie sich leicht durchsetzen, und zwar ganz ohne Ellenbogen. Ihre Worte sind verständlich und kommen von Herzen. Ihr Gefühl für Ihren Wert wächst. Ihr Gefühl für Ihre Schönheit wächst. Sie entdecken Ihre Intuition und Ihre kreative Kraft und finden dafür die für Sie passende Form des Ausdrucks. Denn Sie tragen jetzt die Freude in sich, die Ihnen die Farbe Türkis verleiht. Mit Türkis haben Sie Zugang zu Ihrer kreativen Ausdruckskraft. Sie können sich mitteilen. Und Sie können manifestieren, inspiriert und frei. Sie haben Türkis in sich!

Bekräftigen Sie diese Erfahrung durch ein paar tiefe Atemzüge. Dann bewegen Sie sich, atmen tiefer und kommen mit Ihrer Aufmerksamkeit wieder ins Hier und Jetzt zurück. Ihre Wirklichkeit hat Sie wieder – jetzt aber gestärkt durch die Kraft von Türkis und mit einem stets offenen Zugang zu dieser unendlichen Kraft.

Yoga für das Halschakra

Beim Halschakra werden Ausdruckskraft, Kommunikation, kreative Kraft, Urteilsvermögen, Klarheit, Offenheit, Inspiration und Freundlichkeit angesprochen. All dies lässt sich durch Yoga-Übungen unterstützen, die speziell auf Nacken, Hals und Schultern abgestimmt sind. Somit zählen alle Nackenübungen und alle rückwärtsbeugenden Übungen dazu. Außerdem wird dieses Chakra durch den Schulterstand angeregt sowie durch alle Übungen, die der Schwerkraft entgegen wirken.

Der Pflug

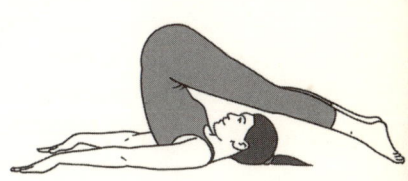

Legen Sie sich auf den Rücken, die Arme neben dem Körper, die Beine ausgestreckt nebeneinander. Heben Sie die Beine aus der Hüfte heraus um 90 Grad an, sodass sie nach oben gestreckt sind, die Zehen ziehen Sie Richtung Kopf. Rücken und Arme liegen flach auf dem Boden. Nun senken Sie die Beine über den Kopf, sodass die Zehen hinter Ihrem Kopf den Boden berühren. Halten Sie die Position eine Weile, dann kommen Sie in die bequeme Ausgangsposition zurück und entspannen sich.

Der Fisch

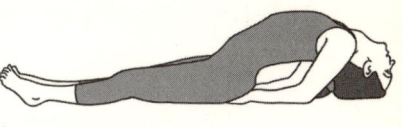

Legen Sie sich auf den Rücken, die Arme neben dem Körper, die Beine ausgestreckt nebeneinander. Bringen Sie die Arme unter das Becken, sodass sich die Hände berühren. Die Arme bleiben dabei gestreckt. Beugen Sie die Ellenbogen und heben Sie den Oberkörper an. Dann lassen Sie den Kopf langsam nach hinten sinken. Der Brustkorb ist weit nach oben gedrückt. Die Unterarme pressen Sie auf den Boden. Hüfte und Beine bleiben auf dem Boden liegen.

Nachdem Sie die Stellung gelöst haben, legen Sie sich flach auf den Rücken. Heben Sie den Kopf aus dem Nacken heraus an, verschränken Sie die Hände hinter dem Kopf und ziehen Sie den Kopf kurz nach vorn, bevor Sie sich entspannen.

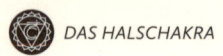

Zum Halschakra passt die *Prana Mudra*. Sie ist mit dem Element Äther verbunden, der Lebenskraft, dem Prana, genau wie das zugehörige Chakra. Diese Mudra fördert den Energiefluss; insbesondere hilft sie, die Energien von Kopf und Körper in Einklang zu bringen. Auch stärkt sie das Immunsystem und gilt daher als Mudra des Lebens.

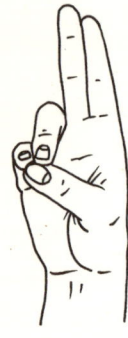

Strecken Sie für die *Prana Mudra* die Finger einer Hand aus, die Handfläche zeigt nach oben oder nach außen. Nun heben Sie den kleinen Finger und den Ringfinger an und berühren mit diesen beiden Fingerkuppen die Kuppe des Daumens. Zeigefinger und Mittelfinger bleiben gestreckt.

Halten Sie diese Position etwa eine Minute, wenn Sie möchten, auch länger, bis zu einer Viertelstunde. Wiederholen Sie die Übung insgesamt dreimal täglich.

Prägen Sie sich dazu folgende heilende Sätze ein:
»Mein Kopf weiß, was mein Körper braucht, und mein Körper weiß, was mein Kopf will.«
»Ich traue mich.«
»Ich strahle Freundlichkeit aus und ziehe freundliche Menschen an.«
»Ich bin kreativ.«
»Ich spreche bewusst und klar.«
»Ich bin aufrichtig, zu mir selbst und zu anderen.«

Das Halschakra gesund erhalten

Freuen Sie sich darauf, frei sprechen zu können. Schreiben Sie auf, was Sie denken, und sprechen Sie es aus. Beobachten Sie die Gesichter der Leute, während Sie ihnen Ihre neue Seite zeigen und ihnen Ihre Meinung sagen. Lernen Sie etwas Neues, und genießen Sie, wie leicht es Ihnen fällt. Lernen Sie zum Beispiel eine Fremdsprache, und wenden Sie die Worte gleich bei Ihrer nächsten Auslandsreise an. Sie können auch darauf achten, ob Sie Ihre neue Sprache bei Touristen in Ihrer Stadt hören. Sprechen Sie ruhig mit ihnen.

Schmücken Sie Ihre Sprache mit bilderreichen Worten. Üben Sie sich in Dichtkunst, hören Sie Musik – machen Sie Musik. Machen Sie Stimmübungen. Treten Sie einem Chor bei. Singen Sie unter der Dusche. Singen Sie im Freien. Singen Sie, bis sich die Balken biegen! Singen Sie den Vokal E, lange und ausgiebig: „Eeee".

Bringen Sie auch die türkise Farbe des Halschakras bewusst in Ihr Leben, um das fünfte Chakra gesund zu erhalten. Wenn Sie dieses Chakra aktivieren möchten, tragen Sie hin und wieder einen türkisfarbenen Schal oder ein hellblaues Band um den Hals. Um sich mit dieser Farbe so richtig aufzufüllen, kleiden Sie sich einfach zwischendurch komplett in ein helles Türkisblau. Das ist nämlich nur scheinbar eine sanfte Farbe! In Wirklichkeit stärkt sie enorm den eigenen Willen und die eigene Ausdrucksfähigkeit. Türkis macht Mut! Stellen Sie einen Gegenstand in dieser schönen Farbe auf Ihren Tisch, damit der Gegenstand Ihnen jederzeit das Kraftvolle Ihres Halschakras ins Bewusstsein ruft. Auch blaue Edelsteine – als Kette um den Hals getragen oder als Handschmeichler in der Hosentasche – sind hilfreich dabei, das fünfte Chakra zu stärken. Es haben schon einige Redner gute Erfahrungen damit gemacht, bei ihren Vorträgen mit einem hellblauen

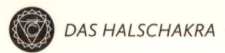

Chalzedon zu spielen. Auch Aquamarin, Türkis und Chryso-
koll sind sehr wirksam, ebenso Perlen und milchige Steine,
wie Mondstein oder Opal.

Pfefferminz- oder Eukalyptusbonbons zu lutschen oder
einen Salbeitee zu trinken, tut dem Hals gut – das wussten
schon unsere Großeltern. Eine Massage mit Pfefferminzöl
oder Kampfer kann den Nackenbereich wunderbar entspannen. Sie können sich bei Halsschmerzen auch ein Dampfbad
mit Pfefferminze oder Kamille bereiten! Mit Salbei und Eukalyptus lässt sich zudem hervorragend räuchern, und dies vertreibt die Gespenster der Ängste und Schuldgefühle.

Wenn Sie das Gefühl haben, dass Ihr Halschakra nur sehr
zart ausgeprägt ist, dann machen Sie doch eine richtige Kur
mit Türkis und Hellblau. Nehmen Sie von allem etwas: Kleidung, Steine, Düfte. Planen Sie einen Urlaub am Meer, oder
fahren Sie an einen See, und lassen Sie das Blau des Wassers
auf sich wirken. Machen Sie häufiger einen Ausflug ohne ein
bestimmtes Ziel – fahren Sie „ins Blaue". Lassen Sie sich treiben und nutzen Sie Ihre innere Weisheit, leben Sie Ihre Ideen.
Trauen Sie sich, zu malen. Malen Sie ein Mandala aus. Wählen Sie die Farben ganz nach Gefühl – oder nehmen Sie ein
wenig Orange und Grün und ganz viel Türkis und Blau. Legen
Sie sich ins Gras, und schauen Sie in den hellblauen Sommerhimmel. Versinken Sie ganz in dieser Farbe. Sagen Sie sich
dazu den heilenden Satz: »Ich lerne gern.« Verinnerlichen Sie,
dass Sie mit einem starken fünften Chakra gleichermaßen gut
lernen und lehren können.

Sie wissen jetzt: Eine klare und gute Kommunikation
macht vieles im Leben einfacher. Dazu gehört, dass Sie jetzt
Nein sagen können, wenn Sie Nein sagen wollen. Sie haben es
nicht mehr nötig, über andere Menschen zu urteilen und sie
in Schubladen zu stecken. Sie können andere wohlwollend in

deren eigenem Rhythmus leben lassen. Auch die Urteile anderer haben keine Wirkung mehr auf Sie. Sie ruhen in sich selbst. Sie sind unabhängig, Sie stehen zu sich, Sie drücken sich aus, Sie zeigen sich, und Sie trauen sich.

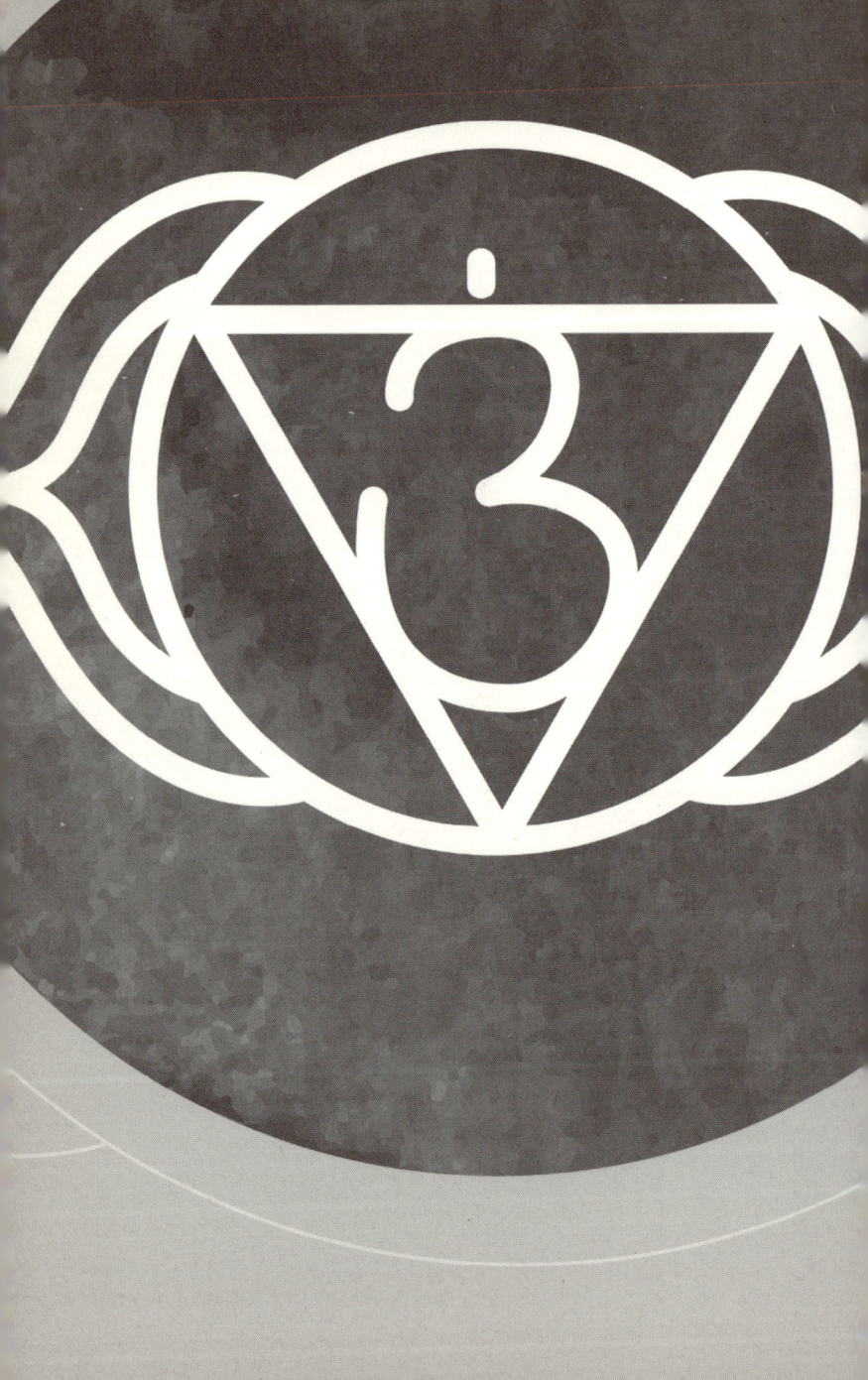

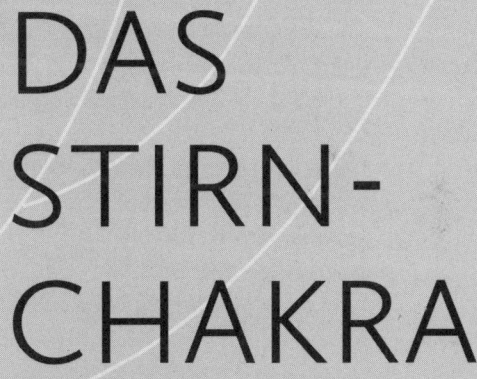

DAS
STIRN-
CHAKRA

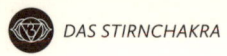

Das Stirnchakra – das Wissen um die Zusammenhänge

>»Fantasie ist die Gabe, unsichtbare Dinge zu sehen.«
> Jonathan Swift

Wünsche wahr werden lassen – geht das? Zumindest erzählen immer mehr Menschen, dass es möglich sei. Haben Sie selbst es schon probiert? Hatten Sie Erfolg, oder blieben Sie mit noch größeren Sehnsüchten zurück? Unzählige Bücher beschäftigen sich mit dem Thema Wunscherfüllung. Was meinen Sie, ist etwas dran an der viel beschworenen schöpferischen Kraft, die in jedem von uns wohnen soll?

Überzeugend ist, dass das Wissen um die eigene Schöpferkraft in den meisten Religionen und Kulturen verankert ist. Dieses Wissen hat auch dunkle Zeitalter überdauert und hat immer wieder aufgeleuchtet. Wir können daher davon ausgehen, dass wir Menschen eine bedeutende Fähigkeit mit auf den Weg bekommen haben, die Fähigkeit, das Leben mitzugestalten. Das ist wunderbar! Es wäre zu schade, dieses Talent brachliegen zu lassen.

Was immer von Menschenhand geschaffen wurde – es war zuallererst einmal gedacht worden. Als Idee war es jemandem im Kopf herumgespukt, bevor es in die Tat umgesetzt wurde. Solche Einfälle überhaupt erst wahrzunehmen, ermöglicht uns ein gut entwickeltes sechstes Chakra, das Stirnchakra. Die Sanskrit-Bezeichnung für das Stirnchakra macht seine Wirkungsweise bereits deutlich. Es heißt „Ajna", und das bedeutet „wahrnehmen". Mit einer gesteigerten Wahrnehmung lassen sich alte Muster durchbrechen. Wir können eigene Wege gehen und unser Leben kreativ gestalten. Wir können tatsächlich Wünsche wahr werden lassen.

Alles, was im Kopf abläuft, hat mit dem Stirnchakra zu tun. Dieses Chakra liegt zwischen den Augen auf der Stirnmitte, etwas oberhalb der Nasenwurzel. Die zugeordnete Drüse auf der körperlichen Ebene ist die Hirnanhangsdrüse (Hypophyse). Wie ein Dirigent steuert sie alle anderen Körperdrüsen. Sie spielt also eine übergeordnete, zentrale Rolle. Das gilt auch für die Produktion und Ausschüttung von Hormonen anderer Drüsen.

Das Stirnchakra wird auch „Drittes Auge" genannt. Der Grund dafür ist, dass uns dieses Dritte Auge ermöglichen soll, hinter die Dinge zu sehen und Zusammenhänge zu erkennen. »Brauche ich geistiges Schauen?«, werden manche Menschen vielleicht fragen. »Reicht es nicht, was meine Augen sehen?« Nun ja, für den, der Hintergründe wissen will, reicht es sicherlich nicht. Die Folge eines unentwickelten Stirnchakras ist eine Überbewertung des Verstandes, das Ausgeliefertsein an Urteile und Vorurteile. Man lebt nach unbewussten emotionalen Mustern statt nach eigenen Schöpfungen.

Übersensible Menschen haben oft ein sehr stark ausgeprägtes Stirnchakra. Sie erahnen vieles, bevor es geschieht, sie „wissen" um Dinge und Zusammenhänge, ohne sich dies real erklären zu können. Das ist häufig überaus praktisch, kann aber auch ängstigen, wenn es sich um Gefahren handelt, die man im Vorfeld spürt. Vor allem, wenn man alles ungefiltert aufschnappt, was in der Luft liegt, ganz gleich, ob es mit einem selbst zu tun hat oder nicht. Aufgrund von blockierten unteren Chakren kann man auch nicht unterscheiden, welche dieser Eingebungen für einen selbst wichtig sind – und welche davon überhaupt richtig sind. Eigene Gefühle, fremde Emotionen und eine lebhafte Fantasie mischen sich mit wahren Bildern – das führt unweigerlich zu Verwirrung. Schlussendlich mag man gar nicht mehr

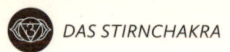

hinschauen und verschließt auch dieses Chakra wie in einer Art Panik. Das ist nur zu verständlich und erst einmal auch ein wichtiger Schutz. Eigentlich aber ist es schade um die wunderbaren Fähigkeiten! Viel schöner wäre es, die unteren Chakren zu aktivieren und das Stirnchakra zu stabilisieren. Dann machen einem die Bilder, die aus dem Unbewussten auftauchen, auch keine Angst mehr.

Das große Feld des Wissens steht uns offen, wir haben Zugang zum gesamten Wissensspeicher der Menschheit, der sogenannten Akasha. Schon die Aktivierung des fünften Chakras kann uns mit dieser Wissensebene verbinden. Mit dem sechsten Chakra gehen wir noch einen Schritt weiter, das Wissen wird durch das Stirnchakra umfassender.

Das Wissensfeld aus der Akasha-Ebene anzuzapfen, das gelingt manchen Wissenschaftlern durchaus gut, auch wenn es vermutlich den wenigsten unter ihnen bewusst ist. Meist haben sie ein gut entwickeltes fünftes Chakra und keine Scheu vor neuen Informationen, vor dem Lernen und vor dem Wissen an sich. Das sechste Chakra, das Stirnchakra, ist bei ihnen allerdings oft nur zum Teil entwickelt. Ihnen fehlt der spirituelle Zusammenhang, das Wissen um das Aufgehobensein im Universum. Das Leben ist dann anstrengend, denn diese Menschen müssen sich sehr abmühen und haben oftmals viele Ängste. Sie werden insbesondere von Verlustängsten geplagt, denn ohne den Glauben an eine göttliche Führung haben sie eine gewaltige Last zu tragen. Allein die Vorstellung, die Dinge nicht im Griff zu haben und nicht alles aus eigener Kraft organisieren zu können, erschreckt sie fürchterlich. Immerhin kann diese Angst der Anfang sein, nach tieferen Bedeutungen und Zusammenhängen zu suchen. Sehen Sie darin eine Chance für eine wesentliche Veränderung: Es wird Zeit, das Stirnchakra zu öffnen.

Astrologisch gesehen zeigt sich, dass Jupiter und Uranus mit diesem Chakra zu tun haben. Uranus steht für die blitzartige Erkenntnis, für die Eingebung, für das höhere Wissen. Jupiter versinnbildlicht den Glauben und das Vertrauen. Seine Farbe ist Blau, insbesondere Königsblau, die Farbe von Uranus ist Lila. Auch Neptun, der Planet der Weisheit, ist mit diesem Chakra verbunden. Er steht für die Fähigkeit zur Transzendenz sowie für die Verbindung der sichtbaren mit der unsichtbaren Welt. Neptun ist in der Astrologie der Planet der Künstler und Heiler – die Fähigkeiten, die einen Künstler oder einen Heiler ausmachen, lassen sich mit einem starken Stirnchakra erreichen.

Ein blockiertes Stirnchakra

Ist das Stirnchakra blockiert, setzt man seine intuitiven Fähigkeiten nicht mehr ein. Man verlässt sich dann ganz auf den Verstand. Das ist anstrengend. Menschen, die so agieren, sind meist ungeheuer kopflastig und verstandesbetont. Nur das Machbare, das Greifbare zählt. Was man anfassen kann, ist von Wert. Alles Unsichtbare wird vorsichtshalber als unsinnig abgelehnt, insbesondere Religiosität und Spiritualität. Eher macht man sich noch darüber lustig. Auch bedeutungsvolle Träume oder merkwürdige Erlebnisse, die Hinweise auf einen aktuellen Zustand enthalten, werden überheblich oder auch eigensinnig beiseitegeschoben. »Das war alles nur Zufall, das hat nichts mit mir zu tun«, lautet die abwehrende Reaktion. Die spannende Reise in die innere Welt wird zugunsten diverser Aktivitäten immer wieder verschoben.

Migräne und die leidigen Kopfschmerzen, die so viele Menschen belasten, haben ebenfalls mit einem unzureichend arbeitenden Stirnchakra zu tun. Sehstörungen kön-

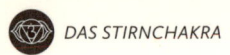

nen darüber hinaus ebenso eine Folge sein wie Augenleiden und Ohrenschmerzen. Sogar eine verstopfte Nase und Probleme mit den Nebenhöhlen, jegliche Störungen im Nervensystem, wie Krämpfe und Lähmungen, hängen damit zusammen. Man ist zerstreut, unkonzentriert, vergesslich. Die vorherrschende Meinung wird zur Richtschnur für das eigene Handeln erhoben.

Das Stirnchakra reinigen

Mit dem Stirnchakra bewegen wir uns bereits in den höheren, den geistigen Sphären. Da die Elemente für die unteren Chakren zuständig sind, bitten Sie bei diesem Chakra höhere Wesen um Reinigung – Engel zum Beispiel helfen gerne.

Konzentrieren Sie sich auf die Mitte Ihrer Stirn. Fühlen Sie einen leuchtenden Punkt in der Stirnmitte. Fühlen Sie Ihr Drittes Auge, fühlen Sie seine Kraft. Stellen Sie sich nun vor, wie feine Energien, insbesondere Engel, sanft Ihr Stirnchakra reinigen. Sie befreien das sechste Chakra von Staub und lösen fremde Gefühle und schädliche Gedankenmuster heraus, bis es anfängt, in einem klaren Indigoblau zu strahlen, es sich schneller dreht und seine Blütenblätter sich weit öffnen. Es besteht aus zwei großen Bündeln von Blütenblättern, 48 Stück auf jeder Seite. Sie können all die kleinen Blätter, 96 Stück an der Zahl, einzeln wahrnehmen oder sie als die beiden Bündel sehen.

Bedanken Sie sich bei Ihren geistigen Helfern für die Reinigung und für die Klarheit, die nun in Ihrem Kopf herrscht. Freuen Sie sich auf eine klare Sicht, auf Selbstbestimmtheit und auf geistige Freiheit. Wollen Sie die Kraft Ihres Stirnchakras fördern, freunden Sie sich mit der Farbe Blau an.

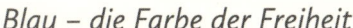

Blau – die Farbe der Freiheit

Ein gesundes, aktives Stirnchakra strahlt in leuchtendem, ins Lila gehendem Dunkelblau – auch Indigo genannt. Diese Farbe gilt als eine der besten Farben für ein Meditationszimmer – eigentlich sogar für jeden Raum, der Frieden und Ruhe ausstrahlen soll. „Blau beruhigt", sagt der Volksmund. Das ist in der Tat so. Obendrein ist es die Lieblingsfarbe sehr vieler Menschen. An den anderen Farben scheiden sich die Geister. Während der eine zum Beispiel Rot liebt, findet der andere es zu aggressiv. Er bevorzugt dafür Gelb, was dem Ersten wiederum zu grell ist. Doch Blau mögen irgendwie alle. Warum nur zieht es uns so an – ist es der tief sitzende Wunsch, endlich Frieden zu finden? Ist es die Sehnsucht der Seele nach spiritueller Entfaltung? Tatsächlich schenkt Blau Frieden und Ausgeglichenheit, es verleiht Schutz und vermittelt Geborgenheit.

Blau treibt nicht voran, es sammelt die Kräfte und verinnerlicht sie. Eine verloren geglaubte Richtung kann wiedergefunden werden. Mit Blau können die Gedanken zur Ruhe gebracht werden. Die Konzentrationskraft wird dadurch gestärkt. Wer unruhig schläft, der sollte blaue Bettwäsche verwenden oder seinen Schlafraum blau streichen.

Wer innerlich ruhig ist, der lässt sich nicht mehr durch Kleinigkeiten ablenken, sondern vermag es, einen Gedanken zu Ende zu denken. Ohne sich zerstreuen zu lassen, bleibt man bei der Sache, man kann sich mit seinen Gedanken voll und ganz auf eine Richtung konzentrieren und auf diese Weise eine viel größere Tiefe erreichen. Zwar nicht ganz so zielgerichtet und kanalisiert, wie es bei Schwarz der Fall ist, doch dafür behält man den Weitblick. Meditationen in einem blauen Zimmer gelingen wunderbar. Diese Farbe fördert den Glauben und die Spiritualität, schafft Klarheit und Übersicht. Blau erleichtert den Zugang zu den göttlichen, überirdischen Welten.

Dunkles Blau, Königsblau, wird dem Planeten Jupiter zugeordnet. Dieser Planet steht für Schutz, Glauben und höhere
Ordnung. Bei den alten Astrologen galt Jupiter als das „große
Glück". Aus diesem Grund ist es nur natürlich, dass wir mit
dieser Farbe Glück, Erfolg, Schutz und Stärke verbinden. Genauso wie Jupiter fördert auch die Farbe Blau das Gefühl von
Weite und Größe. Man behält stets die Übersicht und verliert
sich nicht in kleinlichen Details.

Blau ist eine wahrhaft königliche Farbe. Von alten Gemäl-
den kennen wir die königsblauen Roben der Mächtigen. Aus-
gehend vom französischen Königshof, war leuchtendes Blau
bald in ganz Europa die bevorzugte Farbe der Herrschenden.
Das einfache Volk konnte sich leuchtendes Blau gar nicht leisten. Wenn sich Bauern und Bürger in Blau kleideten, dann
in ein mattes, stumpfes Blau. Die Farbwahl der Kleidung war
früher eben keine Frage des Geschmacks, sondern eine Frage des Standes und des Geldbeutels. Und doch war auch dies
kein Zufall, denn Blau symbolisiert Freiheit, Verantwortung
und Schutz – und dies alles traf auf das Volk damals nicht
zu. Das Volk war nicht frei. Die Verantwortung lag bei den
Mächtigen. Die einfachen Menschen wurden beschützt. Die
Würdenträger hatten, kraft ihres Amtes, die Aufgabe, für das
Wohlergehen ihres Volkes zu sorgen.

Schutz und Stärke wurden jedoch nicht nur von der welt-
lichen Macht gewährt. Vor allem die himmlischen Mächte
waren und sind dafür zuständig. So ist der Schutzmantel der
Heiligen Maria meist in Blau dargestellt. Auch Erzengel Michael wird häufig mit einem blauen Flammenschwert abgebildet. Das zeigt, dass Blau mit der göttlichen Kraft in Verbindung steht und eine hohe Schutz- und Verteidigungskraft
hat. Sind Sie einmal ängstlich und verzagt, dann bitten Sie um
diesen Schutz! Stellen Sie sich dann vor, wie Marias wunder-

barer blauer Schutzmantel Sie umhüllt und Sie darin Geborgenheit und Sicherheit finden. Oder stellen Sie sich vor, wie Erzengel Michael mit seinem Schwert für Sie kämpft, Ihnen bei Schwierigkeiten zur Seite steht und alles Böse von Ihnen und Ihrer Familie fernhält.

Frieden und Ruhe vermittelt zu bekommen, ist ein wunderbares Ziel – doch auch Blau kann zu viel werden. Reines Blau gehört zum kühlen Farbspektrum. Durch seine Schwingung dämpft es die Aktivität, es beruhigt aufgeregte Gemüter und wirkt besänftigend auf die Nerven. Eine überwiegend blaue Umgebung verlangsamt nachweislich Atmung und Puls.

Nach Ruhe und Frieden sehnen sich vermutlich Menschen, die sich Urlaub vom Alltag gönnen, die „blau machen", weil sie unentschuldigt fehlen, oder „blau sind", weil sie zu viel getrunken haben. Sprichwörtlich zeigen sie damit ihre Sehnsucht nach einer heilen Welt. Geschehen solche Verhaltensweisen zu häufig, könnten sie ein Hilferuf der Seele sein, weil diese Menschen mit den harten Anforderungen nicht mehr zurechtkommen.

Dass die feinen Künste wie Gesang, Musik und Dichtkunst ebenfalls mit diesem Chakra, das voller Fantasie ist, zu tun haben und viele Künstler vor der Realität flüchten, mag eine andere Verbindung sein zwischen der Farbe Blau und dem Stirnchakra.

Ist ein Mensch sehr verschlossen und eher nach innen gerichtet, tut er sich schwer mit Kontakten, und lebt er vorwiegend in seiner eigenen Gedankenwelt, dann sollte er mit Blau zurückhaltend sein. Ein Zuviel an Ruhe kann in Passivität und sogar Melancholie umschlagen. Auch wer leicht friert, bräuchte eine Umgebung, die seinen Puls eher anregt und die ihn aufheizt statt abkühlt.

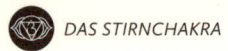

Für solche Menschen wären öffnende Farbtöne wie Gelb, Orange und Rot wichtig. Zählen Sie sich dazu, wollen aber auf Ihre Lieblingsfarbe Blau in Ihrer Umgebung nicht verzichten, so sollten Sie es zumindest mit Holz oder mit warmen Farben kombinieren. Um die Körperwärme anzuregen, empfiehlt es sich, eine Weile auf blaue Kleidung zu verzichten, insbesondere bei Wäsche, die direkt auf der Haut getragen wird.

Doch all diese „Gefahren" bestehen nicht, wenn Sie Ihre unteren Chakren bereits aktiviert haben. Dann frieren Sie nicht und können sich gar nicht einsam fühlen. Das Einzige, was Ihnen noch fehlt, ist die Verbindung zur göttlichen Welt. Sie erhalten sie durch das Einfühlen in dunkles Blau sowie durch das Aktivieren des Stirnchakras.

Die blaue Meditation – für Vertrauen und Schutz

Fühlen Sie sich von Blau angesprochen? Lassen Sie verschiedene Schattierungen von Blau an Ihrem geistigen Auge vorbeiziehen: Nachtblau, Indigoblau, Königsblau, Ozeanblau. Gefallen sie Ihnen? Glauben Sie, die Farbe Blau würde Ihnen guttun? Dann nehmen Sie sich Zeit für eine kleine Meditation, die Ihnen das Eintauchen in Blau ermöglicht, ohne dass Sie gleich Ihre gesamte Umgebung auf diese Farbe umstellen müssen.

Suchen Sie sich einen ruhigen Platz, sorgen Sie für eine Viertelstunde Ungestörtheit. Nehmen Sie ein paar tiefe Atemzüge. Spüren Sie Ihren Körper. Fühlen Sie, wie Ihre Füße fest auf dem Boden stehen. Stellen Sie sich vor, dass starke Wurzeln von Ihren Füßen in die Erde wachsen und Sie verankern. Stellen Sie sich dazu einen Lichtstrahl vor, der Sie von Ihrem Kopf aus mit dem Himmel verbindet. Atmen Sie tiefer.

Konzentrieren Sie sich nun auf das Licht in Ihrem Inneren, auf das Licht auf Ihrer Stirnmitte. Wenden Sie sich dann der Farbe Blau zu. Freuen Sie sich auf Blau, auf ein klares, leuchtendes Indigoblau. Freuen Sie sich darauf, Blau mit allen Sinnen zu erfahren, Blau zu sehen, Blau zu hören, Blau zu riechen, Blau zu schmecken und Blau zu fühlen. Stellen Sie sich dieses dunkle, leuchtende Blau in Gedanken vor. Nehmen Sie es mit allen Sinnen auf, lange und intensiv, bis Sie an der Weite, der Unendlichkeit und dem großen Vertrauen teilhaben können. So lange, bis Ihnen Ihre Sorgen und alltäglichen Begrenzungen klein und nichtig erscheinen. Spüren Sie, wie Sie von der wunderbaren blauen Welle mitgetragen werden.

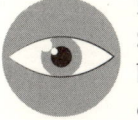

Blau sehen

Sehen Sie sich in Ihrer Vorstellung in ein indigoblaues Gewand gehüllt. Es ist ein glänzender Seidenstoff. Weich fließend umspielt er Ihren Körper. Sie genießen das Farbenspiel. Stellen Sie sich vor, wie Sie so durch eine Landschaft spazieren. Die Abenddämmerung senkt sich herein. Geborgenheit breitet sich aus. Erfreuen Sie sich am Anblick der ersten Sterne, die am Abendhimmel glänzen. Entdecken Sie einen stillen See, der diese Pracht spiegelt. Der See hat ein sattes, dunkles Blau. Geheimnisvoll und verlockend sieht er aus. Am Ufer dieses Sees finden Sie ein Meer von blauen Blumen auf einer Wiese. Glockenblumen sind dabei, Veilchen und Lavendel, vielleicht ein Enzian. In der Zeit der Romantik war mit einer „blauen Blume" ein geheimnisvoller Zauber verbunden, den die Dichter in ihren Werken besungen haben. Sie ist auch heute noch ein Symbol für die Sehnsucht der Seele nach All-Einigkeit und nach Geborgenheit. Gehen Sie näher heran und finden Sie Ihre blaue Blume.

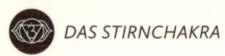

Blau hören

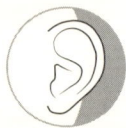 Hören Sie die Schöpfung – leise, laut und still. Hören Sie Vogelgezwitscher. Es ist eine Botschaft aus der Welt der Lüfte und der Freiheit. Hören Sie den Ruf eines großen Vogels, es könnte ein Schwan sein oder ein Albatros. Lassen Sie sich von ihm mittragen, lassen Sie sich auf seinen Flügeln in die Höhe tragen, hinauf in die Berge. Dort hören Sie aus der Ferne das Rauschen eines Wasserfalls. Gehen Sie in diese Richtung. Das Brausen und Schäumen des Wassers wird immer lauter, bis Sie schließlich vor diesem tosenden Wunder der Natur stehen. Staunend hören Sie dem Donnern dieses Wassers zu. Sie gehen am Fluss entlang, bis Sie wieder Ihren stillen See erreichen. Ein einzelner Glockenschlag, ein Gong dringt an Ihr Ohr. Nehmen Sie sein Vibrieren auch dann noch wahr, wenn der Ton schon lange verklungen ist. Nun hören Sie nichts als Stille. Nehmen Sie die Stille tief in sich auf.

Blau riechen

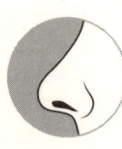 Am See wartet Ihre blaue Blume auf Sie. Schnuppern Sie an dem Blütenkelch, atmen Sie den feinen, süßen Duft tief in sich ein. Dieser Duft öffnet Ihr Herz und schenkt Ihnen die Geborgenheit, die ein Kind bei seiner Mutter erfahren darf. Es ist ein inniges und unendlich wohltuendes Gefühl. So riecht Vertrauen, so riecht Entspannung. Riechen Sie dann auch an frischen Minzeblättern. Stellen Sie sich vor, wie Sie ein Blatt zwischen den Fingern zerreiben, und nehmen Sie wahr, wie die Minze dabei noch intensiver duftet. Spüren Sie, wie dieser erfrischende Geruch Ihren Kopf befreit. Lassen Sie sich von den Düften der Minze und Ihrer blauen Blume in die weite Welt entführen und die Geborgenheit im All erfahren.

Blau schmecken

Gehen Sie in Ihrer Vorstellung über die Wiese, bis Sie ein Wäldchen erreichen. Blaue Beeren säumen Ihren Weg. Stellen Sie sich vor, wie Sie die reifen, dunklen Beeren pflücken und sich ihren würzigen Geschmack auf der Zunge zergehen lassen. Schmecken Sie das Erdige in diesen Beeren, und schmecken Sie auch die himmlische Energie, die sich darin konzentriert. Inmitten der Beeren entdecken Sie einen Felsen mit einer Quelle. Blau schimmerndes Wasser sprudelt aus dem Felsen hervor. Es ist eine Heilquelle. Trinken Sie von diesem Wasser, trinken Sie viel, Ihre Seele hat Durst, und Ihr Körper will geheilt werden. Genießen Sie den erquickenden, frischen Geschmack dieses blauen Wassers.

Blau fühlen

Unterhalb der Quelle entdecken Sie ein kleines Wasserbecken. Legen Sie sich hinein und lassen Sie sich von dem blau schimmernden Heilwasser durchströmen. Fühlen Sie, wie dieses blaue Heilwasser um Sie herum und durch Sie hindurchfließt. Es füllt Ihren ganzen Körper mit strahlendem Blau auf, und das so lange, bis Sie den tiefen Frieden und die große Ruhe von Blau in sich spüren. Es ist Nacht geworden. Die Dunkelheit legt sich wie ein schützender Mantel um Sie. Fühlen Sie die angenehme Kühle und Klarheit dieser Nacht. Fühlen Sie die Geborgenheit und die Erhabenheit, die das dunkle Blau dieser geheimnisvollen Nacht ausstrahlt. Nehmen Sie das Glitzern der Sterne wahr und fühlen Sie: Die Sterne wollen Ihnen Erkenntnisse schenken. Und Sie sind jetzt bereit, ihre Botschaften anzunehmen.

Bleiben Sie eine Weile bei diesem Bild, um es tief in sich zu verankern.

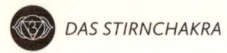

Die Kraft bewahren

Lassen Sie die Größe und Weite zu, die die Farbe Blau mit sich bringt. Beschließen Sie für sich, die Energieformen des Halschakras in Ihr Wesen zu integrieren.

Sie wissen jetzt: Klar erkennen Sie Ihre Ziele und verwirklichen diese. Ein starkes Stirnchakra schenkt Ihnen Ausgeglichenheit in Form von innerem und äußerem Gleichgewicht. Nichts mehr bringt Sie so schnell aus der Ruhe, denn Sie haben zu einer stabilen inneren Balance gefunden. Sie tragen jetzt die große Ruhe in sich, die die Farbe Blau verleiht. Sie wissen sich aufgehoben in einem höheren Sinn. Sie sind geborgen. Und Sie haben einen guten Zugang zu Ihrer inneren Weisheit. Ängste sind verschwunden, Ihr Leben ist voller Licht und Frieden. Sie haben Blau in sich!

Integrieren Sie das Gefühl des Vertrauens, der geistigen Klarheit und der inneren Weisheit, indem Sie dreimal tief ein- und wieder ausatmen.

Bewahren Sie diese Energie für sich. Regen Sie sich, und strecken Sie sich. Atmen Sie tiefer und kehren Sie in Ihre Wirklichkeit zurück. Jetzt aber gestärkt durch die Kraft von Blau und mit einem stets offenen Zugang zu dieser unendlichen Kraft.

Yoga für das Stirnchakra

Die großen Themen beim Stirnchakra sind Wahrnehmung, Erkenntnis, Bewusstsein, Weite, Größe und Weisheit. Am stärksten wird dieses Chakra durch die Umkehrstellungen im Yoga beeinflusst. Das sind vor allem der Kopfstand sowie der Schulterstand, der etwas leichter auszuführen ist. Sie sehen dadurch die Welt aus einer anderen Warte. Das regt die Fantasie an und öffnet das sechste Chakra. Intensiv wirken ferner die Stellung des Kindes sowie Augenübungen.

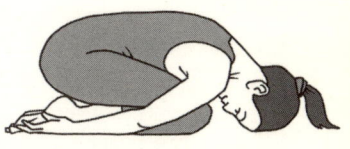

Stellung des Kindes

Setzen Sie sich auf Ihre Fersen, die Füße sind ausgestreckt. Den Oberkörper beugen Sie nach vorn, sodass er die Oberschenkel berührt und die Stirn auf dem Boden aufliegt. Die Arme liegen seitlich nah am Körper auf dem Boden, die Handflächen zeigen nach oben. Entspannen Sie sich mehrere Atemzüge lang.

Augenübungen

Sitzen Sie gerade und schauen Sie nach vorn. Schauen Sie nun nacheinander nach oben, nach unten, nach rechts und nach links, ohne dabei Kopf oder Nacken zu bewegen. Halten Sie jede Blickrichtung eine Weile. Führen Sie die Übung mehrmals durch, dann rollen Sie mit den Augen, kreisen Sie mehrmals nach rechts, dann nach links. Danach reiben Sie die Hände aneinander und legen die geöffneten Handflächen vor die Augen.

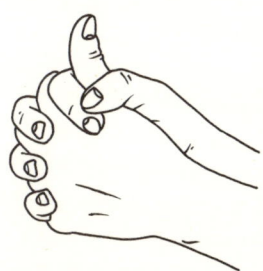

Eine wirksame Mudra, um das Stirnchakra zu aktivieren, ist die *Linga Mudra.* Sie fördert die Öffnung für das göttliche Bewusstsein – dasselbe Ziel, das auch mit dem Stirnchakra verbunden ist. Selbstkontrolle und Selbstbewusstsein werden mit dieser Mudra gestärkt.

Verschränken Sie für die *Linga Mudra* beide Hände. Umschließen Sie mit Zeigefinger und Daumen der einen Hand den Daumen der anderen Hand, der nach oben zeigt.

Halten Sie diese Position etwa eine Minute, wenn Sie möchten, auch länger. Wiederholen Sie die Übung dreimal.

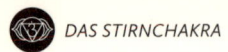

Prägen Sie sich dazu folgende heilende Sätze ein:
»Ich schaue über den Horizont hinaus.«
»Meine Intuition führt mich.«
»Ich achte auf meine Eingebungen.«
»Ich lasse mich von meiner Seele leiten.«
»Ich vertraue auf Gott.«
»Ich sehe klar.«

Das Stirnchakra gesund erhalten

Wunderbar lässt sich das Dritte Auge durch Meditationen öffnen. Dabei konzentriert man sich auf seinen inneren Ratgeber, seinen inneren „weisen Mann" oder seine innere „weise Frau". Wer darin noch nicht sehr geübt ist, der sollte mit „leichterer Kost" anfangen, zum Beispiel kann man Märchen und fantasievolle Geschichten lesen oder sich welche ausdenken. Auch religiöse Schriften und philosophische Werke bieten einen guten Zugang. Wichtig ist, dass es sich nicht um kritische, analytische Literatur handelt, sondern dass Glaube und Mystik darin einen hohen Stellenwert haben. Das gibt Raum für die Entwicklung des Stirnchakras!

Das sechste Chakra hilft auch dabei, sich mit den eigenen Träumen auseinanderzusetzen, um sich so auf eine andere Ebene der Wirklichkeit zu begeben. Jeder Mensch träumt, aber nicht jeder kann sich am Morgen an seine Träume erinnern. Meist ist die Erinnerung nur eine ganz kurze Weile nach dem Aufwachen da, dann geht sie sehr schnell in den Planungen des Alltags unter. Diesen kurzen Moment gilt es auszudehnen. Ein Traumtagebuch neben dem Bett kann dabei helfen. Denn wenn man sich erst einmal bewusst auf den Traum konzentriert und sich dazu Notizen macht, lässt er sich viel leichter in das Tagesbewusstsein mitnehmen. Manche Menschen „vergessen" ihre Träume auch nur deshalb, weil sie mit ihrem Unterbewusstsein gar nicht konfrontiert werden wollen. Lieber sagen und glauben sie, sie träumten nicht, als sich mit der Existenz dieser schwer fassbaren Bereiche ihres Lebens auseinanderzusetzen. Doch wer sein sechstes Chakra wirklich öffnen möchte, der kommt nicht um diese Aufgabe herum.

Glauben Sie nicht, das Stirnchakra habe nur mit übersinnlichen Dingen zu tun und sei für Ihren Alltag sowieso keine Hilfe! Ganz und gar nicht – oder würden Sie wirklich auf ein gutes Gedächtnis, eine ausgezeichnete Konzentrationsfähigkeit, Intuition, Fantasie und Selbsterkenntnis in Ihrem täglichen Leben verzichten wollen?

Atmen Sie den Duft von Sandelholz, Jasmin und Veilchen ein, das kann wahre Wunder bewirken. Bilder und sogar Visionen können auftauchen. Auch Minze und Zitronengras tun gut, weil sie Klarheit in das Denken bringen. Träufeln Sie ein paar Tropfen davon in Ihr Duftlämpchen, oder nehmen Sie ein Bad mit diesen Düften. Ein Gedicht! Auch die direkte Massage dieses Chakra-Punktes zwischen den Augen mit einem Tropfen Duftöl ist äußerst wirkungsvoll. Sie können sich auch einen Umschlag machen: Bereiten Sie Augentrosttee zu, tränken Sie ein Tuch damit, und legen Sie es sich über Stirn und Augen. Damit tun Sie Ihren Augen etwas Gutes – und dem Dritten Auge auch.

Vergegenwärtigen Sie sich noch einmal die ursprüngliche Farbe dieses Chakras: ein dunkles, ins Lila gehende Blau. Sich in Königsblau zu kleiden oder sich ein indigofarbenes Tuch um den Kopf zu legen, hilft schon, in die Energieschwingung dieses Chakras zu kommen. Während Ihrer Meditation können Sie sich auch einen blauen Punkt auf die Stelle zwischen den Augen malen, um das Chakra stärker zu

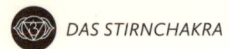

aktivieren. Dunkelblaue Steine sind zudem hilfreiche Beglei-
ter, denn sie öffnen das Stirnchakra und schützen es gleichzeitig. Besonders eignen sich der Sodalith und der Saphir,
dazu auch der Lapislazuli, dieser mit goldenen Einschlüssen
durchsetzte dunkelblaue Stein, der einem nächtlichen Ster-
nenhimmel ähnlich ist.

Sowieso ist es ein wunderbares Erlebnis, in sternenklarer
Nacht in die Natur hinauszugehen und von einem ruhigen
Platz aus den Himmel zu betrachten. Lassen Sie den Verstand
beiseite, grübeln Sie nicht über die Namen der Sterne, über
ihre Größen und Entfernungen. Lassen Sie sich einfach „nach
oben" fallen, und tauchen Sie ein in die unendliche Tiefe des
Weltalls. Die meditative Betrachtung des gewaltigen Schöp-
fungswerks der Natur inspiriert und öffnet das Stirnchakra.
Wenn Sie aus solch einer Naturmeditation wieder zurück
sind, ist Ihr sechstes Chakra sicher stärker! Singen Sie ein langes „Iiiii". Lassen Sie sich von der hohen Schwingung dieses
Tons hinaufziehen in höhere Sphären.

Ihr geöffnetes und gut funktionierendes Stirnchakra gibt
Ihnen eine ausgezeichnete Intuition. Sie handeln richtig, er-
fassen gute Gelegenheiten, wissen, wie und wann Sie Ihren
Willen einsetzen müssen. Sie erkennen Zusammenhänge. Sie
haben Zugang zu Ihrer Fantasie. Sie erlangen eine Art höhere
Erkenntnis, die weit über den Alltag hinausgeht. Sie öffnen
mit diesem Chakra den Kanal zur Weisheit Ihrer Seele.

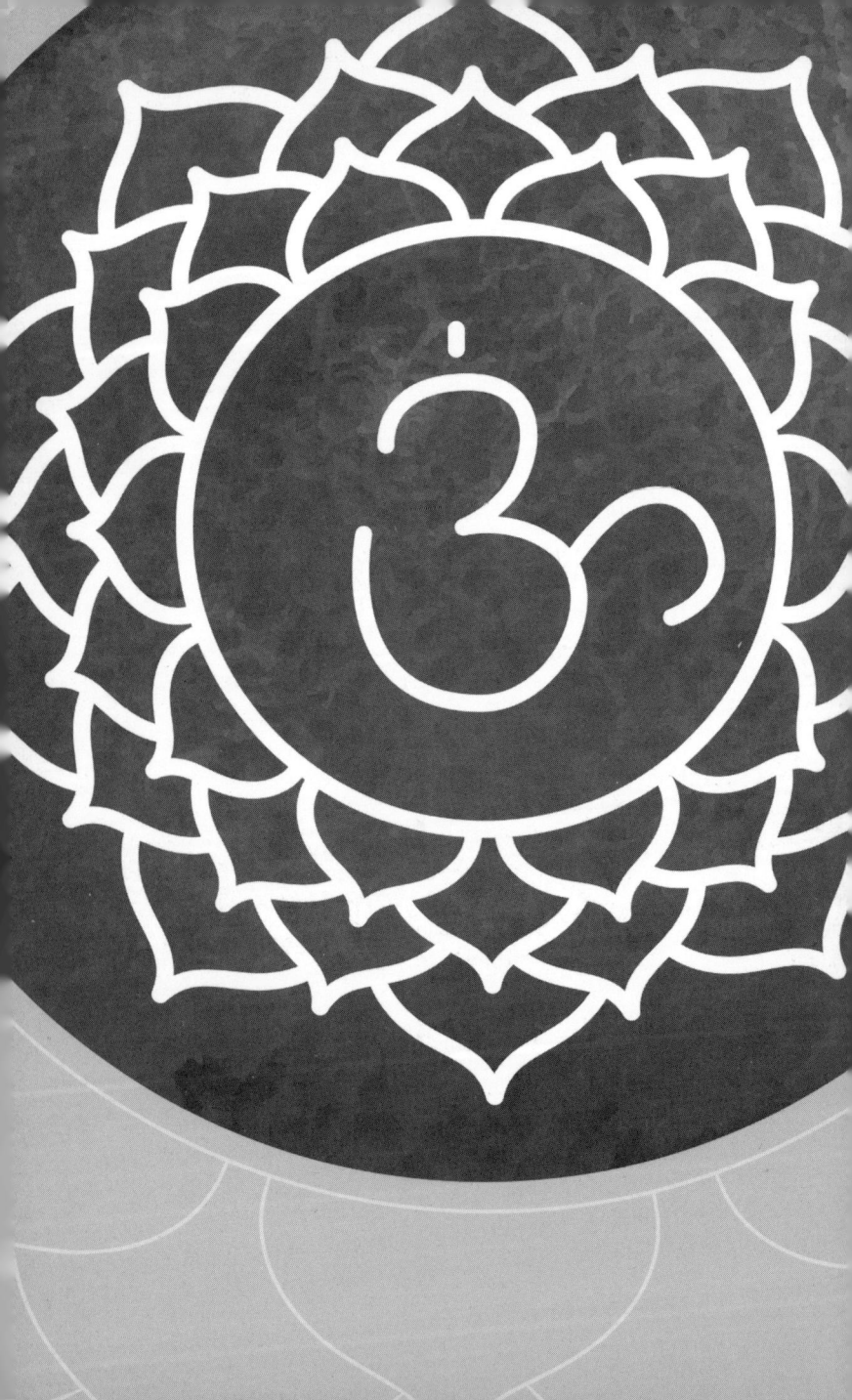

DAS KRONEN-CHAKRA

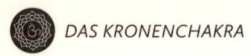

Das Kronenchakra – die Verbindung zum Himmel

>*»Und meine Seele spannte weit ihre Flügel aus, flog*
>*durch die stillen Lande, als flöge sie nach Haus.«*
>Joseph von Eichendorff

Spirituelle Lehrer und Priester aller Religionen versprechen Frieden und Glückseligkeit, wenn man die göttliche Kraft in sein Leben lässt. »Klingt gut«, denken sich viele Menschen, »darum kümmere ich mich, wenn ich mal Zeit habe. Erst einmal muss ich Geld verdienen und meine Kinder groß-ziehen.«

Himmel und Erde, das sind zwei Paar Stiefel. Zumindest für einen Großteil der Menschen, die diese beiden Bereiche hartnäckig trennen. Sie meditieren oder gehen zur Kirche – mit Überzeugung, versteht sich. Sowohl anschließend als auch vorher ärgern sie sich aber wie immer über Kollegen, Kunden und Partner – ebenfalls mit Überzeugung. Die schö-ne Verbindung, die diese Menschen durch die Meditation oder das Beten in der Kirche zur himmlischen Welt aufgebaut haben, wird sofort wieder getrennt, wenn es um den norma-len Alltag geht. Inmitten des täglichen Trubels sehen sie ein-fach keine Zeit für Innenschau und Rückzug. Die vielfältigen Aufgaben „fressen" ihre Tage auf und auch ihre Energie. Sie übersehen einerseits, dass sie gerade durch das Vertrauen in die himmlischen Helfer viel weniger Stress hätten, und ande-rerseits, dass es ihnen den eigentlichen Segen schenken wür-de, wenn sie ihr ganzes Leben von den göttlichen Strahlen durchdringen ließen.

Um diese Wirkung zu erfahren, braucht es eine Öffnung unseres Energiesystems nach oben. Neugeborene Kinder

haben solch eine Öffnung deutlich sichtbar am Kopf, die sogenannte große Fontanelle. Genau an dieser Stelle sitzt unser siebtes Chakra, auch Kronenchakra oder Scheitelchakra
genannt. Manche Menschen haben genau an dieser Stelle
einen Wirbel in den Haaren, bei anderen bildet sich dagegen
eine kahle Stelle. Beides deutet die Strahlkraft auch bei Er-
wachsenen noch an.

Jahrhundertelang rasierten sich übrigens viele Mönche
eine kreisrunde Stelle am Oberhaupt, vermutlich wollten sie
so den Weg für die göttlichen Strahlen sichtbar frei machen.

Wie eine tausendblättrige Lotosblüte in Violett, Weiß und
Gold erscheint sehenden Menschen das Kronenchakra. Auch
die Sanskrit-Bezeichnung dieses Chakras, „Sahasrara", bedeutet „tausendfach", „tausendfältig". Manche erzählen, dass das
oberste Chakra in allen Regenbogenfarben schimmert. Die
vorherrschende Farbe ist jedoch Violett, die Farbe der Meditation. Im Inneren dieser prächtigen Lotosblüte strahlt ein
weißes, mit Gold durchsetztes Licht.

Nach der alten, klassischen Astrologie wird dem siebten
Chakra der Planet Saturn zugeordnet. Er hilft dabei, sich auf
das Wesentliche zu konzentrieren und das Karma zu überwinden. Er strebt nach Vollkommenheit, nach Vollendung.
Seit der Entdeckung Neptuns wird auch dieser Planet dem
Kronenchakra zugeordnet. Neptun vermag es, die materiellen Grenzen aufzulösen. Neptun steht für das Einswerden
mit dem Göttlichen, für Spiritualität und Gottesliebe. Diesem
Planeten werden alle changierenden Farbtöne zugeordnet,
insbesondere lichtdurchwirkte Regenbogenfarben.

Sonne und Mond spielen ebenfalls eine Rolle. In der
Astrologie werden sie „die Lichter" genannt und gelten als
die tragenden Säulen der Persönlichkeit. Sonne und Mond
spiegeln das männliche und das weibliche Prinzip in einem

Menschen, sie stehen für Geist und Gefühl, für Himmel und Erde, für Yang und Yin. Außerdem ist für dieses Chakra der Einfluss von Uranus wichtig, denn er steht für die Eingebungen von oben, die umso kraftvoller ankommen können, je weiter wir den Kanal öffnen.

Wie uns das unterste Chakra mit den Kräften der Erde verbindet, so können wir über das oberste Chakra mit den himmlischen Mächten Verbindung aufnehmen. Wem die Verbindung nach oben fehlt, der sucht ständig nach Hilfe bei anderen Menschen. Allein traut er sich nichts zu. Die Hilfe von oben hat er ja nicht. Entscheidungen zu treffen fällt ihm daher schwer. Er ist unsicher und ziellos. Damit geht ein Verlassenheitsgefühl einher, ja sogar Ängste. Es kommt keine rechte Freude auf.

Funktioniert die Verbindung mit der göttlichen Welt, führt das zu einem Zustand des Glücklichseins. In diesem Zustand ist man nicht einfach nur glücklich, sondern glückselig. Es ist unbeschreiblich wundervoll. Das Verständnis wird groß und weit. Man ist nicht länger allein, man ist aufgehoben, auch wenn gerade keine Menschen in der Nähe sind. Man fühlt sich eins mit sich und Gott und der Welt. Man ist aufgehoben im Hier und Jetzt, verschmolzen mit etwas, das größer ist als wir selbst. Die Befürchtungen und das Urteilen weichen. Man wird erfüllt von großer Zustimmung. Alles ist in Ordnung, so, wie es ist.

Jeder wird diesen vollkommen friedlichen Zustand schon einmal erlebt haben, zum Beispiel in einer sehr glücklichen Stunde seines Lebens. Doch meist dauert es nicht lange, bis sich wieder die ersten Ängste melden – düstere Gefühle und quälende Gedanken fordern einen Platz. Wie reagiert darauf wohl das siebte Chakra? Es schließt sich langsam, aber sicher. Es schneidet uns damit von der göttlichen Kraftquelle ab.

Ein blockiertes Kronenchakra

Ist das Kronenchakra erst einmal geschlossen, muss man selbst sehen, wie man zurechtkommt. Ohne Verbindung nach oben fehlt den Ereignissen hier auf der Erde, ja sogar dem gesamten Leben, der Sinn. Der Glaube an Gott und der Glaube an ein Leben nach dem Tod bleiben aus, wenn das siebte Chakra blockiert ist. Äußere Formen sind dann wichtiger als Inhalte. Das macht die Seele traurig. Ganz gleich, wie viele Güter man angesammelt hat, man fühlt sich leer, unzufrieden und erschöpft. Weltschmerz kommt auf. Man flüchtet sich in Aktivitäten oder lädt sich besonders viel Verantwortung auf, um eine Daseinsberechtigung zu finden und sich unentbehrlich zu machen. Und doch tauchen immer wieder Ängste und Zweifel auf. »Wozu das alles?«, fragt man sich – zu Recht.

Auf der körperlichen Ebene ist das siebte Chakra dem Gehirn und der Zirbeldrüse (Epiphyse) zugeordnet. Die Zirbeldrüse beeinflusst den gesamten Organismus. Sie produziert das Hormon Melatonin, das unter anderem den Schlaf-Wach-Rhythmus steuert. Schlafstörungen und auch Nervenleiden haben häufig mit einem gestörten Scheitelchakra zu tun. Wer zwar ausreichend lange schläft, sich aber dennoch ständig müde und erschöpft fühlt, der sollte daher sein oberstes Chakra aufbauen. Schwere Erkrankungen wie Lähmungen, Multiple Sklerose, Krebs und Immunschwächekrankheiten können ebenfalls mit einem blockierten Kronenchakra zusammenhängen.

Haben Sie zuweilen das Gefühl, unter der Last Ihrer Aufgaben zusammenzubrechen? Wissen Sie an manchen Tagen gar nicht mehr, wo Sie anfangen sollen, haben Sie Angst vor Krankheit und Tod? Empfinden Sie das Leben oftmals als sinnlos und leer? Sind Sie unzufrieden, ohne genau zu wissen, warum? Dann sollten Sie dringend Maßnahmen ergrei-

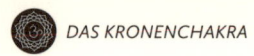

fen, die Blockaden Ihres Kronenchakras zu lösen. Nehmen Sie dazu mit der göttlichen Welt Verbindung auf, und öffnen Sie so Ihr siebtes Chakra.

Das Kronenchakra reinigen

Seherisch begabte Menschen erzählen, ein Kronenchakra könne niemals eine trübe Färbung annehmen. Eine Reinigung mit Elementen sei daher nicht nötig. Sie berichten weiter, es gäbe keine Kraft der Erde, die dieses Chakra reinigen könne. Das Kronenchakra sei einfach zu sehr mit der himmlischen Welt verbunden.

Die Blütenblätter können sich allerdings sehr wohl schließen. Will man sich mit den hilfreichen Mächten von oben verbinden, um das Kronenchakra behutsam zu öffnen, kann man sich einen hellen Lichtwirbel vorstellen, der dieses Chakra durchstrahlt und seine tausendblättrige Lotosblüte frisch und lebendig hält. Sich mit den Farben des Kronenchakras vertraut zu machen, ist ebenfalls hilfreich, wenn man dieses Chakra und damit den Kanal zu göttlichen Eingebungen offen halten will.

Violett, Gold und Weiß – die Farben der Hingabe

Violett ist eine geheimnisvoll wirkende, mystische Farbe. Es ist die innerste Farbe des Regenbogens, hat die kürzeste Wellenlänge im sichtbaren Spektrum der Farben und folglich die höchste Frequenz. Schon allein durch diese hohe Schwingung hat Violett mehr mit dem Jenseits als mit dem Diesseits zu tun. Violett gilt daher als Farbe der Mystiker und Magier, als Farbe der Inspiration und Spiritualität – Themen, die in der Astrologie durch die Planeten Uranus und Neptun ausgedrückt werden. Mit beiden Planeten ist die Farbe Violett verbunden, in erster Linie mit Uranus, aber auch Neptun hat einen Anteil an allen Mischfarben.

Als Kleiderfarbe oder Wandfarbe in Wohnräumen sollte Violett nur akzentuiert eingesetzt werden, denn ein Übermaß dieser Farbe würde zur Entfremdung vom täglichen Leben führen. Bei einem Meditationsraum jedoch kann ein lavendelfarbiger Anstrich eine wunderbar inspirierende Wirkung haben. So verwendet, fördert Violett das Öffnen nach oben, es stärkt die Intuition und führt zu Bescheidenheit.

Gold gilt als Sonnenfarbe, als Symbol der Sonnenwärme und der göttlichen Kraft, und es wird auch als Christusfarbe bezeichnet. Gold stärkt das Selbstwertgefühl und die Lebenskraft. Als Wandfarbe schenkt es einem Raum Größe und Erhabenheit – es wirkt stets prachtvoll. Zudem fördert Gold die spirituelle Entwicklung.

Wer das Bedürfnis nach einem besonderen Schutz hat, der sollte sich eine goldfarbene Auraschicht um sich herum vorstellen. Schön wirkt zum Beispiel das Bild von goldenen Funken in der Aura. Man sprüht förmlich vor Licht und Wärme. Bewusst getragen, kann goldfarbene Kleidung oder Schmuck ebenfalls diese positive, schützende Wirkung haben. Allerdings gilt es hier, aufzupassen, dass die Kraft dieser schützenden Farbe nicht mit materiellem Besitz verwechselt wird. Wer sich dabei nicht ganz sicher ist, sollte seine Aura und seine Chakren regelmäßig reinigen. So können sich negative und schädliche Gedankenformen gar nicht erst festsetzen.

Weiß symbolisiert Vollkommenheit und Reinheit – die Unschuld. Weiß ist Klarheit, Weiß ist Licht! In weißem Licht vereinen sich alle Farben, Weiß wird daher auch mit Vollendung gleichgesetzt.

Weiß lässt alles größer erscheinen, und das lässt sich gezielt nutzen. Wer von seiner Veranlagung her viel Weite

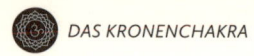

braucht und strahlende Helligkeit liebt, der könnte sich durch weiß gestaltete Räumlichkeiten diese Qualität schaffen, selbst wenn er nicht gerade in einem Saal wohnt. Ähnlich wirkt diese Farbe bei der Kleidung: Weiße Gewänder machen groß und lassen den Träger strahlend erscheinen. Aber sie erfordern auch Kraft und Selbstbewusstsein.

Anders ist das bei weißem Licht. Davon kann man gar nicht zu viel bekommen. Mit weißem Licht sollten sich unbedingt Menschen umgeben, die oft depressiv gestimmt sind. Sie plagen sich mit schweren Gedanken und werden Tag und Nacht von ihren Sorgen begleitet. Sie werden von Schuldgefühlen belastet und von schlechten Erinnerungen heimgesucht. Meist meinen diese Menschen, ihnen fehle Geborgenheit, und sie ziehen sich aus diesem Grund zurück in eine vermeintlich schützende, dunkle Höhle. Ihren Kummer werden sie so jedoch nicht los. Gerade für diese Menschen ist es immens wichtig, die Aura zu reinigen und sich mit hellem Licht zu umgeben.

In der Astrologie gilt Weiß als Farbe des Mondes. Der Mond ist der Planet der Weiblichkeit, er verkörpert Gefühl, Hingabe und Mütterlichkeit. Im siebten Chakra deutet er das Aufgehobensein im Schoße des Universums an. Zwischendurch tappen die meisten Menschen in die Fallen, die Unsicherheit und Angst aufstellen. Wenn Sie das Gefühl haben, gerade mal wieder mittendrin zu sitzen, versuchen Sie, der Unsicherheit und der Angst mit Weiß zu entkommen, insbesondere mit weißem Licht! Lassen Sie sich dabei ruhig Zeit, denn die neuen Kräfte wollen ja auch integriert und die alten verabschiedet werden. Bei manchen Leuten geht es aber auch sehr schnell – handeln Sie ganz nach Ihrem Gefühl!

Lauschen Sie dabei nach innen. Spüren Sie, wie das Licht in Ihnen wieder wächst? Eines vergangenen Tages war es dort gewesen, es hatte sich in den schwierigen Zeiten nur zurückgezogen. Holen Sie es zurück, und fangen Sie wieder an zu strahlen!

Das Kronenchakra lässt sich mit unseren fünf Sinnen nicht erfahren, es ist der sinnlichen, real spürbaren Welt übergeordnet. Werden die unteren Chakren gepflegt, öffnet es sich von selbst. Es ist ein bisschen wie mit der Erschaffung der Welt, so, wie sie in der Bibel dargestellt wird: Sechs Tage brauchte es, um die Welt entstehen zu lassen – am siebten Tage ruhte Gott. Die unteren sechs Chakren erfordern von uns aktives Zutun, um gesund funktionieren zu können. Das siebte Chakra erfordert hingegen „nur" ein Geschehenlassen. Beschleunigen lässt sich das Aufblühen nicht, es ist ein Geschenk von oben. Wir können lediglich versuchen, die Öffnung des Kronenchakras durch Gebet, Meditation und Stille zu unterstützen.

Die violette Meditation – für Licht und Spiritualität

Verbinden Sie Ihre Fußsohlen mit der Erde und stärken Sie Ihre Lichtverbindung zum Himmel. Atmen Sie tiefer.

Wenden Sie nun Ihre Aufmerksamkeit der Farbe Violett zu. Freuen Sie sich auf Violett, freuen Sie sich darauf, Violett in Ihr Wesen zu integrieren. Stellen Sie sich die Farbe Violett in Gedanken vor.

Versetzen Sie sich in Ihrer Vorstellung auf den Gipfel eines Berges. Es ist still hier. Sie nehmen die wohltuende Stille wahr und werden innerlich ruhig und gelassen. Sie haben Zeit, sehr viel Zeit. Sie schauen in die Ferne. Sie schauen weit. Sehr weit. Sie schauen bis zum Horizont. Und darüber hinaus. Atmen Sie tief und langsam. Tief atmen Sie die Weite und die Ruhe in sich ein. Sie atmen die Unendlichkeit ein. Atmen Sie tief und langsam.

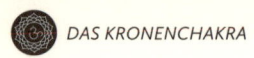

Stellen Sie sich nun eine goldene Krone auf Ihrem Kopf vor. In diese Krone sind unzählige Edelsteine eingearbeitet wie helle Bergkristalle, klare Diamanten und leuchtend violette Amethyste. Atmen Sie tief und langsam.

Je länger Sie Ihre Krone in Gedanken anschauen, desto mehr beginnt sie zu schwingen. Sie verändert sich. Sie wird zur Blüte, einer Blüte mit tausend Blütenblättern in strahlendem Weiß, glänzendem Gold und tiefem Violett. Atmen Sie tief und langsam.

Noch länger schauen Sie diese Blütenkrone an und wieder verändert sie sich. Sie erkennen, dass sie reines Licht ist, sie funkelt in Weiß, in Gold und in Violett. Sie sehen sich selbst in diesem strahlenden Licht und nehmen den göttlichen Funken in sich wahr – in sich und in allen Wesen. Atmen Sie tief und langsam.

Sie fühlen Dankbarkeit. Freude. Frieden. Sie sind gesegnet. Sie sind reines Sein.

Bleiben Sie eine Weile bei diesem Bild, um es tief in sich zu verankern.

Die Kraft bewahren

Lassen Sie das Wunder zu, das die Farbe Violett mit sich bringt. Sie wissen jetzt: Violett verbindet Sie mit der göttlichen Kraft. Es erinnert Sie an Ihren eigenen göttlichen Funken. Es schenkt Ihnen eine Ahnung von Unendlichkeit. Denn Sie tragen jetzt das göttliche Licht in sich, das die Farbe Violett verleiht. Sie sind voller Vertrauen und Dankbarkeit. Sie sind bereit, Ihr Schicksal anzunehmen. Sie haben Violett in sich! Bekräftigen Sie diese Erfahrung durch ein paar tiefe Atemzüge.

Kommen Sie mit Ihrer Aufmerksamkeit wieder ins Hier und Jetzt zurück. Sie bewegen sich und atmen tiefer. Ihre Wirklichkeit hat Sie wieder – gestärkt durch die Kraft von Violett.

Yoga für das Kronenchakra

Beim Kronenchakra geht es um rein geistige Themen wie Glückseligkeit, spirituelle Anbindung, kosmisches Bewusstsein und Transzendenz. Daher sind auch die körperlichen Yogaübungen reduziert auf den geistigen Gehalt, auf die Vorstellung. Alle Meditations- und Entspannungshaltungen im Yoga unterstützen die Öffnung des Kronenchakras.

Lotossitz

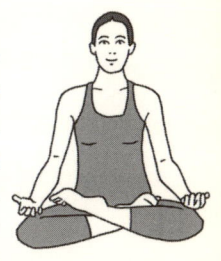

Setzen Sie sich auf den Boden, den Oberkörper aufgerichtet. Nun winkeln Sie zunächst das rechte Knie an und ziehen den Fuß zum Körper. Dann winkeln Sie das linke Knie an und ziehen den Fuß ebenfalls zum Körper. Legen Sie den linken Fuß auf den rechten Oberschenkel. Der rechte Fuß kommt danach auf dem linken Oberschenkel zu liegen. Der Oberkörper bleibt gerade. Die Hände liegen mit den Handrücken auf den Oberschenkeln und sind nach oben geöffnet. Wenn Sie mögen, können Sie noch die Spitzen von Daumen und Zeigefinger zu einem Kreis zusammenführen, die übrigen Finger werden ausgestreckt.

Eine entspannte Alternative zu diesem doch recht schwierig auszuführenden Lotossitz ist der bekannte „Schneidersitz". Dazu setzen Sie sich einfach mit gekreuzten Beinen auf den Boden, der Rücken ist gerade, die Haltung der Hände ist wie oben beschrieben.

Totenstellung

Legen Sie sich auf den Rücken, die Beine sind leicht gespreizt, die Fußspitzen zeigen leicht nach außen. Die Arme liegen locker neben dem Körper, die Handflächen zeigen

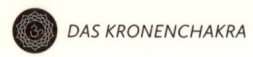

nach oben. Liegen Sie schwer auf dem Boden auf und entspannen Sie. Fühlen Sie Ihr eigenes Gewicht. Fühlen Sie, wie
die Erde Sie trägt. Atmen Sie tief.

Zum Kronenchakra passt sehr gut die *Yoni Mudra*. Sie för-
dert, wie auch das Chakra selbst, die Verbundenheit mit der
Schöpfung. Diese Mudra vermittelt Mitgefühl, Intuition und
Geborgenheit.

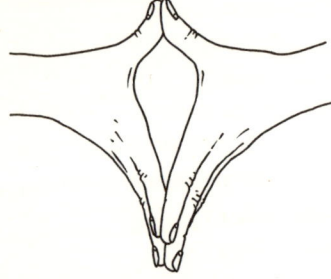 Legen Sie, um die *Yoni Mudra*
zu halten, die Fingerkuppen
beider Hände aneinander.
Die Finger zeigen nach unten,
die Daumen nach oben. Die
Handflächen haben Abstand
zueinander, sodass zwischen
Daumen und Zeigefinger ein
Dreieck entsteht. Halten Sie
diese Position etwa eine Minute, wenn Sie möchten, auch
länger, bis zu einer Viertelstunde. Wiederholen Sie die Übung
insgesamt dreimal täglich.

Prägen Sie sich dazu folgende heilende Sätze ein:
»Ich bin gesegnet.«
»Ich bin vollkommen.«
»Ich bin aufgehoben im All.«
»Ich bin Teil eines größeren Ganzen.«
»Ich bin mit der Schöpfung verbunden.«
»Ich öffne meine Seele für das Göttliche.«

Das Kronenchakra gesund erhalten

Mit einem geöffneten Kronenchakra macht das Leben plötzlich Sinn. Ängste und Verzweiflung gehören der Vergangenheit an. Sie fühlen sich aufgehoben im Universum.

Als Symbol hat dieses Chakra eine tausendblättrige Lotosblüte in den Farben Violett und Weiß, durchsetzt mit Gold. Schon allein die Vorstellung einer solch herrlichen Blüte auf dem Kopf beschwingt. Bei Menschen mit stark entwickeltem Kronenchakra beginnt das Strahlen auch für unsere Augen sichtbar zu werden – als Heiligenschein oder auch als Lichtstrahl, der vom Kopf bis zum Himmel reicht.

Edelsteine, mit denen das Kronenchakra aktiviert werden kann, sind in erster Linie der Diamant, der Amethyst und der Bergkristall. Nehmen Sie zwei Steine, einen davon in die linke und den anderen in die rechte Hand. Schon nach kurzer Zeit können Sie spüren, wie Ihre Hände anfangen, ganz leicht zu pulsieren. Stellen Sie sich nun vor, dass sich ein Energiekreis bildet, von einem Stein zum anderen.

Visualisieren Sie, wie dieser Energiekreis um Ihren Körper fließt: vom Edelstein in Ihrer linken Hand nach oben über Ihren Scheitel bis zum Edelstein in Ihrer rechten Hand, dann nach unten durch Ihre Füße und wieder hinauf zur linken Hand. Genauso strömt die Energie in die andere Richtung, also von der rechten Hand nach oben über Ihren Scheitel in die linke Hand, dann nach unten durch Ihre Füße und wieder hinauf zur rechten Hand.

Sie stehen sozusagen in einem vollendeten Kreis aus Licht und Energie und berühren diesen Kreis mit Ihren Füßen, Ihren Händen und dem Kopf. Wer eine stabile Haltung hat, kann einen dritten Stein während der Meditation auf dem Kopf balancieren. Haben Sie keine Edelsteine zur Verfügung, stellen Sie sich diese einfach vor.

Geben Sie ein paar Tropfen des Duftöls „Weihrauch" in Ihr Duftlämpchen, oder räuchern Sie Ihr Zimmer mit dem Harz des Weihrauchbaumes, bevor Sie sich in Ihre innere Welt versenken. Weihrauch ist das klassische Räucherwerk bei rituellen, heiligen Handlungen. Er vermag es, augenblicklich eine hohe Schwingung herzustellen. Allerdings mag nicht jeder seinen intensiven Geruch. Verkrampfen Sie sich dann nicht, sondern steigen Sie um auf Blütendüfte von Lotos, Neroli, Geranie oder Rosenholz. Auch diese sind äußerst wirkungsvoll. Einen Tropfen Duftöl können Sie auch direkt in Ihr siebtes Chakra einmassieren.

Wer sich mit Meditationen schwertut, weil seine Gedanken unaufhörlich im Kopf kreisen, der sollte es zunächst mit ein paar Tropfen der Bach-Blüte „White Chestnut" versuchen. Damit lässt sich der innere Frieden gut wiederherstellen. Wenn das innere Geplapper nicht zum Schweigen gebracht werden kann, hat der Verstand die Leitung übernommen, und das tut nicht gut. Die Führung sollte man schon der Seele, dem Höheren Selbst überlassen. Man merkt, dass die Verbindung nach oben wieder stimmt, wenn Stille im Kopf einkehrt.

Auch in der Natur lässt sich zur inneren Ruhe finden. Vielen fällt es hier leichter, ihre Gedanken und Sorgen einfach weiterziehen zu lassen. Besonders die großen Höhen und Berggipfel regen das siebte Chakra an – werden sie doch in vielen Kulturen als Wohnstätten der Götter bezeichnet. Suchen Sie sich also ein Bild, das die Aussicht von einem hohen Berg zeigt, und betrachten Sie es.

Noch weitaus kraftvoller ist es natürlich, Sie besteigen selbst einen Berg und setzen sich dort hin, um in die Ferne zu schauen. Reden Sie dabei nicht, und grübeln Sie vor allem nicht. Tauchen dennoch während der Naturbetrachtung störende Gedanken auf, beißen Sie sich nicht daran fest, sondern lassen Sie die Gedanken einfach weiterziehen wie die Wolken am Himmel.

Eine solche Übung öffnet ferner den Blick für Schönheit und Weite. Der Alltag tritt dabei zurück, und man gelangt leichter auf eine andere Ebene. Verzichten Sie sogar auf Musik. Wenn Sie sich einstimmen möchten, summen Sie. Oder stimmen Sie ein langes „OM" an, das höchste Mantra. Lassen Sie es lange nachwirken. Dann können Sie die Stille spüren.

Nehmen Sie sich regelmäßig Zeit, um innerlich ruhig zu werden und sich einzustimmen. Das reicht auch schon, denn dieses Chakra lässt sich nicht mit dem eigenen Willen beeinflussen. Man kann lediglich die Bereitschaft für den Kontakt zur himmlischen Welt zeigen, sozusagen die Tür öffnen. Alles andere ist ein Segen von oben, eine Gnade. Sie werden es an dem tiefen Frieden spüren, der Sie erfüllen wird.

Ausblick

Die Beschäftigung mit Farben dient ebenso zu Ihrer Freude wie dazu, die Chakren in Schwung zu bringen. Natürlich ist es gut und wichtig, wenn Sie sich regelmäßig Zeit dafür nehmen. Sie sollten sich die Zeit allerdings nicht stehlen oder sich zu den Übungen zwingen müssen. Bei allem gilt: Verkrampfen Sie sich nicht. Sehen Sie den Aufbau der Chakren nicht als Aufgabe an, die Sie mit zusammengebissenen Zähnen durchziehen müssen. Was nicht mit Freude geschieht, hat sowieso wenig Wirkung. Das gilt für alles im Leben: Unter Stress gekochtes Essen hat wenig Energie, und widerwillig erledigte Aufgaben strotzen meist vor Fehlern. Die Zeit, die Sie hinterher zum Verdauen der minderwertigen Nahrung einbringen müssen beziehungsweise zum Aufarbeiten der Fehler, könnten Sie locker sparen. Sie brauchten sich lediglich vor Ihrer Tätigkeit kurz zu entspannen. Dann gehen Sie das, was Sie sowieso tun müssen, mit Freude an.

Streifen Sie das Mühsame, das Verpflichtende von sich ab. Schenken Sie sich so Zeit, in der Sie sich mit Vergnügen mit den Farben und Chakren beschäftigen. Wie bei einem materiellen Geschenk wird immer eine schöne Überraschung für Sie dabei sein, eine Weiterentwicklung, die Ihr Leben erfüllter macht. Freuen Sie sich darauf, wie auf eine Verabredung mit einer guten Freundin, einem guten Kumpel. Sehen Sie diese Zeit als Verabredung mit Ihrer Seele – denn sie ist doch Ihre beste Freundin, Ihr bester Kumpel, nicht wahr?

Wer mag, kann sich eine Woche lang intensiv mit Chakren und Farben beschäftigen und am Montag mit dem Wur-

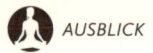

zelchakra beginnen. Gerade der Montag gilt bei vielen Menschen als anstrengend und unbeliebt. Die Arbeitswoche liegt vor einem, die Freizeit ist in weiter Ferne. Das Wurzelchakra hat, passend dazu, mit den Anforderungen des täglichen Lebens zu tun. Dann geht es weiter: am Dienstag mit dem Sakralchakra, am Mittwoch mit dem Nabelchakra, am Donnerstag mit dem Herzchakra, am Freitag mit dem Halschakra, am Samstag mit dem Stirnchakra. Der Sonntag ist ein freier Tag, denn um das Kronenchakra zu öffnen, sollte man die Stille suchen – zu Hause, in einer Kirche oder in der Natur –, um sich mit der göttlichen Kraft zu verbinden.

Sie können auch Ihren eigenen Rhythmus erspüren und sich von Ihren inneren Bildern leiten lassen. Vielleicht möchten Sie sich für das eine oder andere Chakra mehr Zeit nehmen, um es aufzubauen, vielleicht eine Woche, einen Monat oder sogar länger. Vertrauen Sie Ihrem Gefühl, Sie können nichts falsch machen!

Machen Sie sich keinen Stress, wenn nicht alles gelingt und Sie bei sich selbst immer wieder auf Verhaltensweisen stoßen, die Sie längst abgelegt glaubten. Bei anderen Menschen sollten Sie sich über so etwas sowieso nicht aufregen, es ist deren Sache, wann und ob sie sich weiterentwickeln wollen oder können. Das gilt auch für Ihnen nahestehende Menschen, für Eltern, Geschwister, Kinder, Partner, Kollegen, Freunde. Für alles und alle gibt es die richtige Zeit und den richtigen Ort. Gestehen Sie auch Ihren Lieben ihren eigenen Rhythmus zu. Sie tun bereits viel, wenn Sie sich um Ihr eigenes Wohlergehen kümmern. Ihre veränderte Ausstrahlung wirkt auf Ihr gesamtes Umfeld – einfach, weil Sie friedlich in sich ruhen.

Wenn Sie also wieder einmal mit sich hadern, mit sich schimpfen und sich niedermachen, weil Sie dieses und jenes nicht können, dann sagen Sie sich einfach: »Unvollkommenheiten und Fehler machen mich menschlich und sympathisch!« Es kommen ja noch viele Tage, an denen Sie in aller Ruhe weitertrainieren können.

Im Laufe der Zeit werden Sie vermutlich noch weitere Chakren entdecken und vielfältigere Farbschattierungen wahrnehmen können. Es gibt nämlich tatsächlich neben den sieben Hauptchakren noch eine ganze Reihe weiterer Chakren: über dem Kopf, in den Händen und den Schultern, auch an den Füßen und sogar unter den Füßen. Natürlich ist es auch wichtig, diese Chakren in Ordnung zu halten. Aber irgendwo muss man anfangen, und bevor man sich verzettelt und vor lauter Energiewirbeln die Übersicht verliert, ist es sinnvoller, erst einmal die sieben Hauptchakren aufzubauen. Die Verfeinerung kommt dann oftmals von selbst, zum Beispiel, wenn in einer Meditation, die der Reinigung eines Chakras gilt, das Bild weiterer Energiewirbel auftaucht. Dann reinigen Sie diese ganz einfach mit!

Lassen Sie vielfältige Möglichkeiten zu, begrenzen Sie nicht Ihr Bewusstsein durch das, was es bereits gibt. Öffnen Sie sich für neue Strömungen. Wissenschaftler haben herausgefunden, dass Rot die erste Farbe war, die ein Mensch im Laufe seiner Entwicklungsgeschichte wahrnehmen konnte. Die Felsmalereien aus der Jungsteinzeit sind mit rotem Ocker gemalt. Rot ist auch jetzt noch die erste Farbe, die ein Mensch wahrnimmt, wenn er aus einer Ohnmacht oder Narkose erwacht.

Eine eigene Bezeichnung für die Farbe Blau gab es dagegen in vielen alten Sprachen nicht. Vielleicht ist das ein Hinweis darauf, dass sich die Fähigkeit, diese Farbe zu erkennen, wie auch die Entwicklung der oberen Chakren, erst im Laufe der Zeit herausgebildet hat? Das lässt vermuten, dass wir mit fortschreitender Entwicklung weitere Farben sehen und auch weitere Chakren wahrnehmen werden.

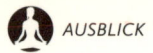

Ganz sicher gelingt Ihnen dies nach ein wenig Übung mit den Chakren, die in den Handinnenflächen und an den Fußsohlen sitzen. Sollten Sie das Gefühl haben, dass diesen Energiewirbeln eine Reinigung guttäte, verwenden Sie einen weißen Lichtstrahl oder Lichtwirbel.

Um die Chakren an den Fußsohlen zu aktivieren, gönnen Sie sich hin und wieder eine Fußreflexzonenmassage. Die Chakren in den Handinnenflächen können Sie anregen, indem Sie die Hände aneinanderreiben. Danach halten Sie die offenen Handinnenflächen mit etwas Abstand zueinander. Spüren Sie die Kraft, die von Ihren Händen ausgeht? Fühlen Sie das Kribbeln, die Wärme? Sie können sich bei dieser kleinen Übung vorstellen, dass Sie ein Luftkissen zwischen beiden Händen halten. Wie weit dieses „Energiekissen" reicht, können Sie fühlen, indem Sie den Abstand Ihrer Handflächen etwas verringern oder vergrößern.

Die Grundlagen aber, die uns Gesundheit und Wohlergehen ermöglichen, liegen in den sieben Hauptchakren und den sieben Farben des Regenbogens, weil diese Farben die Reinigung und den Aufbau unserer Chakren wesentlich verstärken.

Die Chakren immer wieder bewusst zu reinigen und zu energetisieren, ist die beste Gesundheitsvorsorge! Damit lassen sich Körper, Geist und Seele harmonisieren. Je mehr Sie dazu Qualitäten wie Freude, Vergnügen und Begeisterung integrieren, desto klarer und leuchtender werden Ihnen die Farben Ihrer Chakren bald erscheinen – und in Kürze wird auch Ihr Leben heller und farbiger strahlen.

Noch ein Tipp: Nutzen Sie die Doppelseiten zum Beginn der Kapitel und meditieren Sie darüber. Allein das absichtslose Anschauen wirkt schon. Die Symbole wie auch die Begriffe laden das Unterbewusstsein positiv auf. Eine einfache Aktivierung der Chakren und des Wohlbefindens für zwischendurch!

Danksagung

Allen Engeln und Menschen, die an der Entwicklung und Realisierung dieses Buches beigetragen haben, danke ich von Herzen. Insbesondere bedanke ich mich bei meinem Mann Helmut Arzmüller, weil er immer für mich da ist und mit mir Himmel und Erde bereist.

Ich danke meiner Schwester Birgit Jansen für ihre wertvollen Empfehlungen zu den Yogaübungen.

Ich danke meinen Leserinnen und Lesern für ihr Anmerkungen und Ideen, die ich bei der Neuauflage mit einfließen lassen konnte.

Ich danke meinen ersten Verlegern Heidi und Markus Schirner, dass sie das Buch produziert haben, und meiner damaligen Lektorin Nadine Hulfershorn für ihre sensiblen Korrekturen.

Ich danke meinem neuen Verleger Raphael Mankau für sein Vertrauen in meine Arbeit, und ich danke meiner Lektorin Diana Napolitano für ihre klugen Tipps und ihr Engagement bei der Gestaltung des Buches. Auch diese neue Zusammenarbeit mit dem Mankau Verlag ist wie ein großes Geschenk für mich.

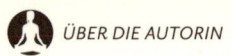

Über die Autorin

Barbara Arzmüller schloss ihr Studium der Innenarchitektur als Dipl. Ing. (FH) ab. Jahrelang arbeitete sie erfolgreich als Innenarchitektin, bis sie über Feng Shui und Astrologie einen Weg fand, auch ihre spirituellen Begabungen in ihren Beruf und ihr Leben einzubringen.

Über viele Jahre war die Autorin mit ihrem Mann immer wieder auf ausgedehnten Saharareisen unterwegs. Beide lieben die Wüste, die Klarheit und Schönheit dieser Natur und die Verbundenheit zu Himmel und Erde, die sie auslöst. Das Leben in der Wüste, die Stille und die Weite inspirierten sie auf ihrem spirituellen und künstlerischen Weg.

Barbara Arzmüller schreibt Bücher, hält Seminare, gibt Beratungen und malt Energiebilder. Ihr Ziel ist es, die wahre Schönheit der Welt und der Menschen sichtbar zu machen – auch in einer chaotischen Umgebung, auch in einer verworrenen Zeit.

Eine praktische Art von Energiearbeit steht im Zentrum ihrer Bücher:
- → *Tempel der Seele* (Smaragd Verlag 2008)
- → *Wie innen, so außen* (Smaragd Verlag 2009)
- → *Sensible Menschen – Gute Wege zum Schützen und Stärken* (Schirner Verlag 2013)
- → *Sensible Menschen – Gute Wege zu Wohlstand und Wert* (Schirner Verlag 2015)
- → *Unser Zuhause als Spiegel der Seele* (Schirner Verlag 2015)

Nähere Informationen zu den Veröffentlichungen, Seminaren und Bildern von Barbara Arzmüller finden Sie auf ihrer Homepage: www.stern-im-raum.de

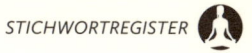

Stichwortregister

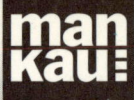
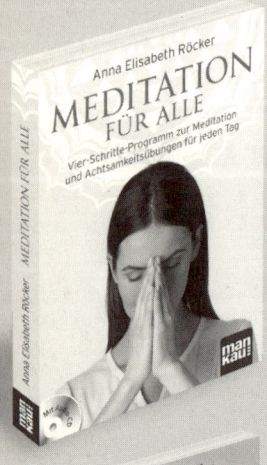
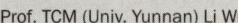
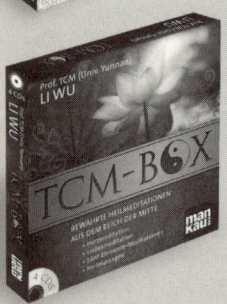